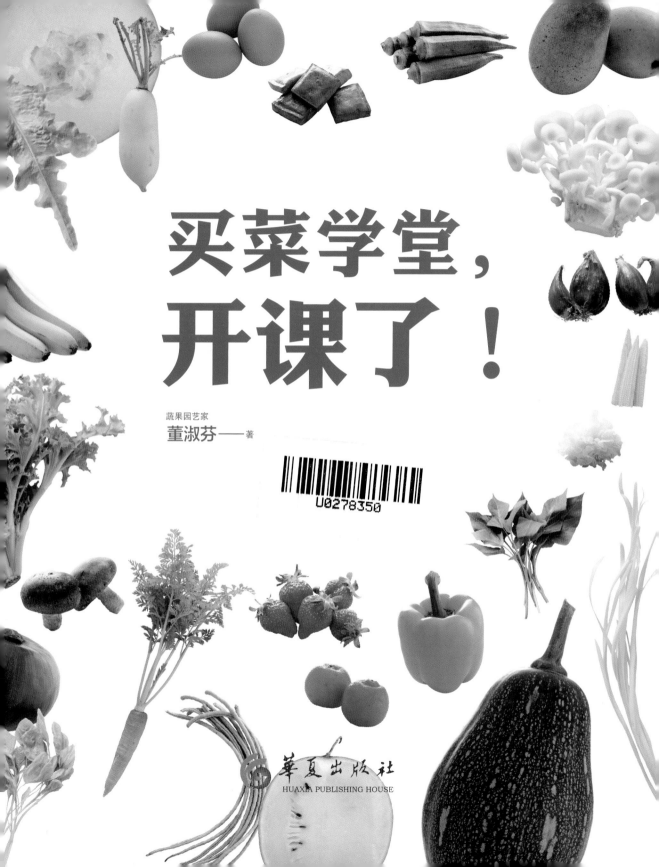

买菜学堂，
开课了！

蔬果园艺家
董淑芬——著

U0278350

华夏出版社
HUAXIA PUBLISHING HOUSE

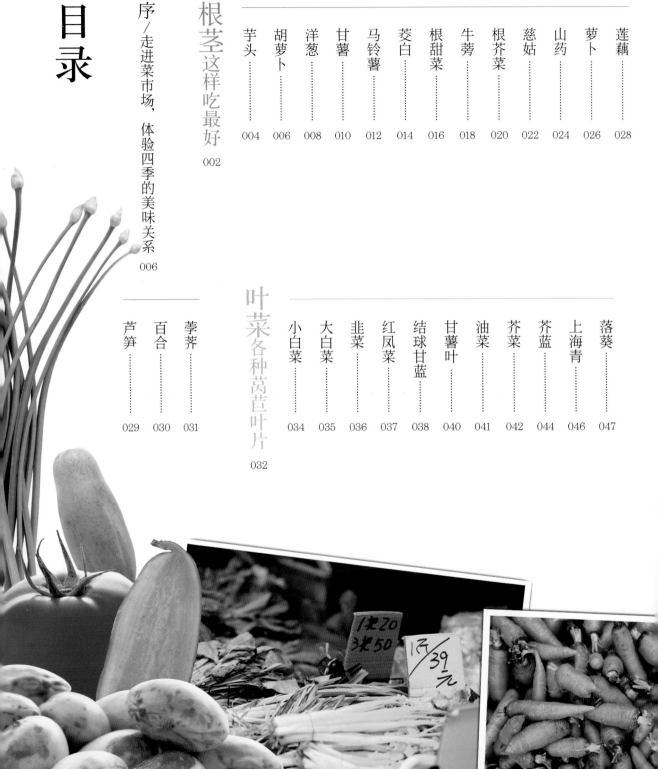

目录

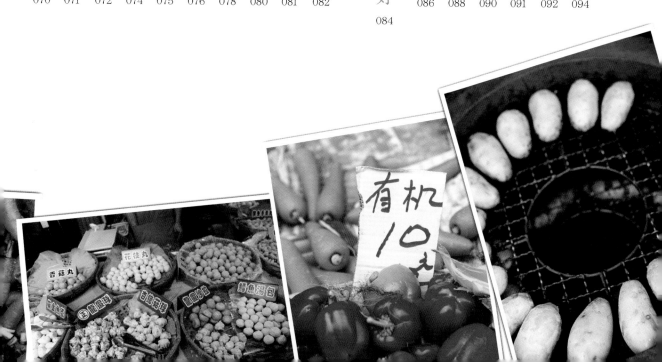

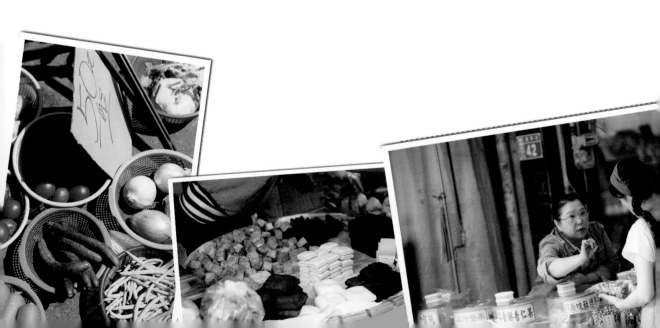

目录

序 / 走进菜市场，体验四季的美味关系

我喜欢买菜做饭，尤其是在忙碌了一段时间之后，特别喜欢在菜市场里闲逛，看看大家大声吆喝充满活力的身影。菜市场里虽然人多、拥挤又嘈杂，但却让人感觉很放松也很愉快。在这个充满生命力与竞争的空间里，人们过得平凡，但却乐天、勤奋。

其实，传统的菜市场是个很好玩的地方。这里卖的东西五花八门，从蔬果、鱼肉、道地小吃，到家庭五金、杂货应有尽有。即使不买菜，来这里也可以寻到宝。菜市场里新鲜、平价又多样化的食材，特别能激起我对于料理的热情。买菜做饭并不难，它不是一项工作，而是一种兴趣、休闲与娱乐。

有时因为工作忙碌，我也会选择一餐外食，但多数的时候我还是喜欢自己下厨烹调。我喜欢简单的生活，因此我的烹调方式也极为简单。新鲜的食材并不需要刻意烹调，清蒸、水煮，二菜一汤也可以，不一定要弄得像餐馆一样的排场。简单烹调一样能吃得健康，吃得美味，而且也很经济。

市面上的食材琳琅满目，近年来食品安全的问题却层出不穷，因此认识食材、学习采买格外重要。本书介绍的菜品以常用且采买容易的食材，以及经常会用到的加工食品为主。只要均衡的饮食加上适当的运动，相信每个人都可以拥有健康幸福的人生。

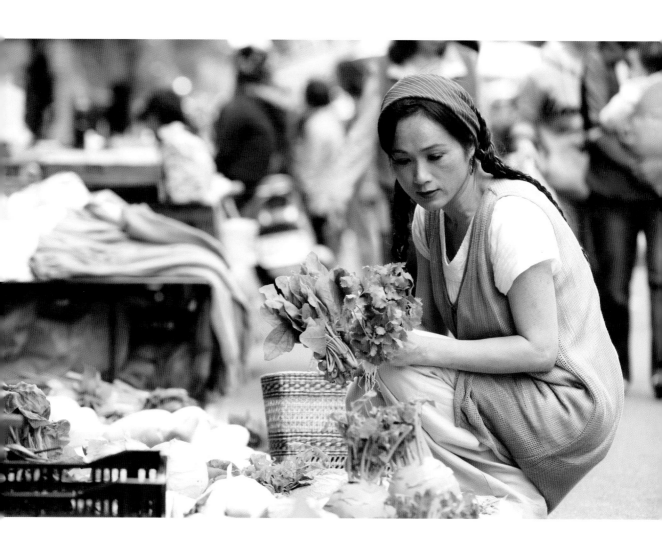

根茎
CHAPER1

这样吃最好

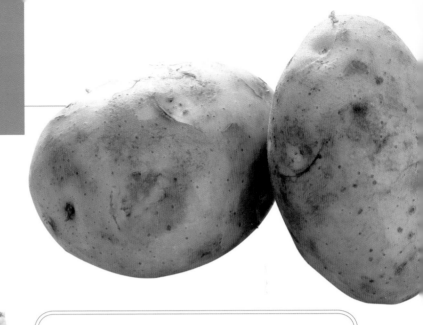

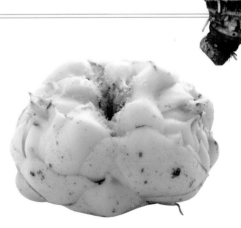

保存这样做：

　　并不是所有的根茎类蔬菜都需要冷藏。表皮较硬或较厚的蔬菜，如洋葱、甘薯、芋头、牛蒡等，适合于阴凉处存放，放进冰箱反而容易坏。表皮薄而软的胡萝卜、芦笋、马铃薯等则需冷藏才能保鲜。冷藏前若表面有水，需先置于通风处，待干燥些再用牛皮纸或干净的塑料袋装好冷藏。

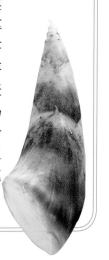

清洁这样做：

　　表面有泥土时可置于水龙头下，用刷子刷去表面的泥土，清洗干净再削皮。购买已经清洗过的根茎蔬菜，则用手于流动的清水中搓洗两三次即可。此类生长在地底的蔬菜，一般不会直接接触农药，因此容易洗净。

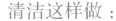

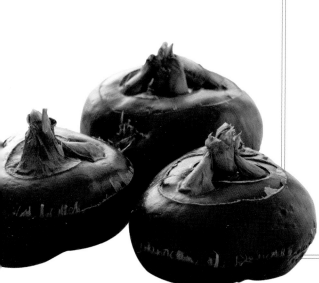

芋头

根茎

芋头含有维生素A、C，钙、磷、铁、钾等矿物质及多种主要氨基酸，可帮助降血压，预防牙齿退化。此外，芋头还具有解酒、补肝肾、健脾胃、排除湿气等功效。

芋头的淀粉与蛋白质比一般蔬菜高，因而芋头可作为主食充饥。芋头还可蒸、煮，作为佐配的菜肴。芋头的淀粉颗粒较小，仅为马铃薯的十分之一，容易被胃吸收消化，其中的纤维素还可以预防便秘。

槟榔心芋的果肉呈灰白色，带有紫红色斑纹，煮熟后有香气。

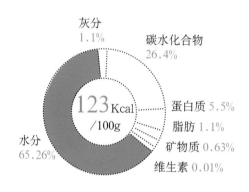

灰分 1.1%
碳水化合物 26.4%
123 Kcal /100g
蛋白质 5.5%
脂肪 1.1%
矿物质 0.63%
水分 65.26%
维生素 0.01%

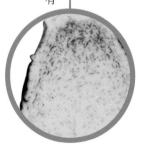

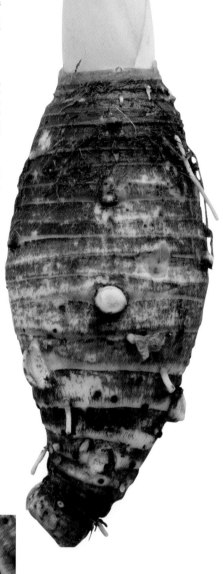

尾端：水分多，是芋头口感较差的部分。

富含天然氟　能抑制细胞异常增生　预防蛀牙

芋头为碱性食品，能中和体内积存的酸性物质，具有调整人体酸碱平衡、美容养颜、乌黑头发的作用，还可用来防治胃酸过多症。芋头中有丰富的黏液皂素及多种微量元素，可帮助改善因微量元素缺乏所导致的生理异常，同时也能增进食欲，帮助消化。故中医认为食用芋头可补中益气。

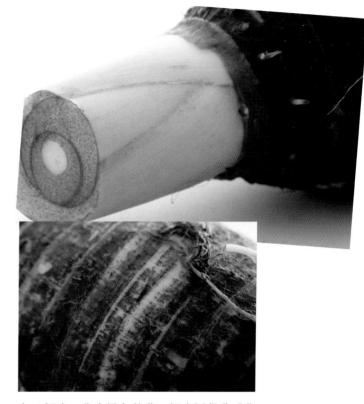

上／梗头：芋头绿色的茎，闽南语俗称"芋槐"，可作为蔬菜食用。下／表皮：含有大量的草酸钙，直接接触皮肤会发生瘙痒及过敏的情形，可先戴上手套再清洗及削皮。

📅 当季最营养：

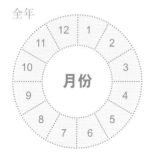

全年

月份

12 1 2 3 4 5 6 7 8 9 10 11

🎁 日常处理：

未切开的芋头在室温条件下保存于阴凉干燥处即可。现采的芋头一般可保存4～5个月，不过市场上卖的芋头多半是已经保存了一段时间的，因此还是需要尽早食用。若需储存，时间也不要超过一个月。

💡 精选最美味：

选择外表干燥，没有损伤或蛀孔，用手按起来感觉结实且具有重量感，大小适中、体形匀称的芋头即可。

胡萝卜

根茎

胡萝卜含蛋白质、糖类、胡萝卜素，维生素 C、E 和 A、B 群，以及钾、钙、磷、铁等有益人体健康的成分。胡萝卜不但能提高人体免疫力，而且可以改善眼睛疲劳、贫血等状况。

此外，胡萝卜还具有帮助血液循环、净化血液、促进新陈代谢、强化肝脏机能及清理肠胃的作用，可谓天然的"综合维生素丸"。古代欧洲人把胡萝卜视为药品，因而有"小人参"的称号，其肉质的茎部含有丰富的维生素 A，可以防治夜盲症和呼吸道疾病。

果肉：橙红色，中心部分呈半透明的橙色。

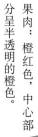

碳水化合物 7.87%

灰分 0.81%

蛋白质 1.11%

脂肪 0.23%

矿物质 0.46%

维生素 0.01%

30 Kcal /100g

水分 89.51%

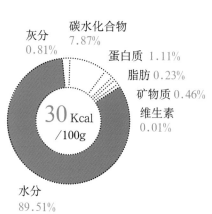

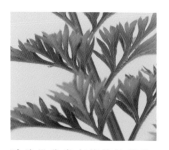

叶片是非常有营养的部分。去掉外围的老叶，取下中间较嫩的部分，可切细炒食或煮烫。

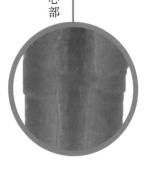

改善用眼过度的疲劳 提高免疫力

胡萝卜富含脂溶性维生素，因此其烹饪的最好方法是和有油脂的肉类一起炖煮或热炒。这样比直接生吃胡萝卜或榨汁更易为人体吸收。

由于胡萝卜不论生吃或熟食都有一股特殊的味道，也有人不喜欢，不妨将胡萝卜与其他蔬果，如洋葱等搭配食用。吃胡萝卜对身体有许多益处，但老年人、小孩、容易手脚冰凉或胃肠功能较弱，以及容易拉肚子的人，都不宜一次喝太多生冷的胡萝卜汁。

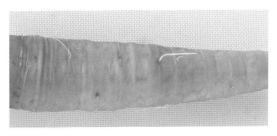

表皮：薄而细嫩，含有丰富的营养，因此最好连皮一起食用。

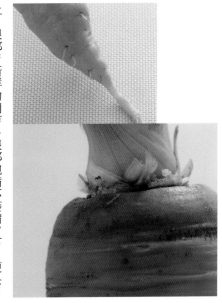

上／根部：新鲜的胡萝卜根部饱满不萎缩。下／梗头：靠近地面的部分有时会带点绿色，是因为生长期间冒出地面受阳光照射所致，食用无妨。

📅 **当季最营养：**

12月～次年4月

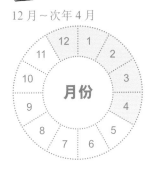

月份（12 1 2 3 4 5 6 7 8 9 10 11）

🎁 **日常处理：**

胡萝卜非常耐储存。除了冬春两季是当季采收的鲜品外，其他季节都是已经保存一段时间的冷藏品，加上贩售前的清洗容易造成表皮受伤，故购买后需冷藏保存，并尽可能在一星期内用完。

💡 **精选最美味：**

一年四季都能买到胡萝卜，唯有12～4月是现采的，其他季节皆为冷藏品。冷藏品在上市之前均经过刷洗，因此表面有些泛白的刷痕是正常的。选购表皮清洁无损伤、色泽橙红、体形圆直不开叉、无裂缝的为佳。

洋葱

根茎

洋葱含有维生素 A、B、C 和磷、铁、钙等矿物质，以及多种挥发性芳香物质，可以提高食欲、帮助消化，并有杀菌、去除腥味的效果。

洋葱大致可分为红色、黄色和白色三种。黄洋葱最常见，肉质细嫩，烹煮后有着淡淡的甜味，适合热炒或烹煮成各式汤品。红洋葱香甜，可为生菜沙拉增添色泽。白洋葱生长期短，水分和甜度皆高，适合烘烤或慢火炖煮。

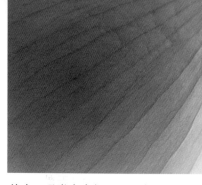

外皮：通常会有好几层褐色的外膜，进口洋葱尤其明显，外膜对洋葱有保护作用。

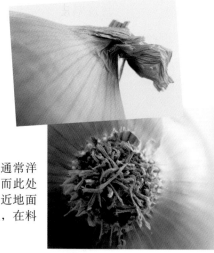

上／顶端：为生长时最靠近叶子的部分，通常洋葱一采收即会将上面残存的叶子切除，因而此处都会有切过的痕迹。下／尾端：因为是靠近地面的部位，故尾端可清楚地看见根部与泥土，在料理时要将其切除干净。

果肉越厚实的洋葱口感越好，最中心的部分是生长点，也是会发出芽来的部位。如果切开来中心点已变绿，就是快发芽了，这种洋葱的滋味和口感都变差了。

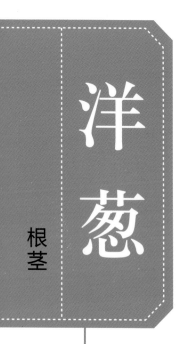

灰分 0.42%
碳水化合物 9.97%
蛋白质 1.08%
脂肪 0.24%
矿物质 0.24%
维生素 0.01%
水分 88.04%

40 Kcal /100g

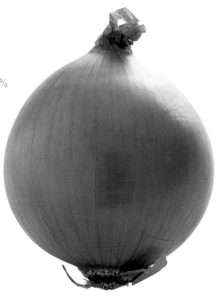

洋葱是很好的提味蔬菜，虽然气味强烈，却是很温和的食物，可与各种食材搭配，变化出各种料理，还可增强食物的香气。利用洋葱的天然风味也可以减少食盐的用量。

洋葱中含有生物类黄酮里的槲皮素成分，可以防止坏胆固醇氧化，对心血管有很好的保护效果，也有助于降低心脏病发生的概率。

洋葱也可预防骨质流失，不过需要每天摄取200克到300克才能达到效果。洋葱属于热性食物，寒性感冒时吃些生洋葱，或喝些加了洋葱的热味噌汤，有助于发汗退烧。

槲皮素能抑制癌细胞生长　对胃癌尤其有益

◎ 还有这些品种 ◎

省产白洋葱
表皮薄肉质细嫩，烹煮后带有甜味，适合热炒或烹煮成各式汤品。

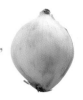

进口黄洋葱
市面上最常见，肉质细嫩，烹煮后有着淡淡的甜味，用途广泛。

红洋葱
脆感佳，辛辣味较不明显，非常爽口，且可为生菜沙拉增添色泽。

白洋葱
产量少，滋味清淡水分多，适合烘烤或慢火炖煮。

当季最营养：

12月~次年4月

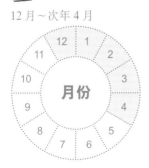

月份

日常处理：

洋葱非常耐储存，不需冷藏，放在通风干燥处可保存一个月以上。切开后的洋葱要用保鲜盒或保鲜膜包裹冷藏，并尽快用完。

精选最美味：

选择体形完整、没有裂开或损伤，外皮光泽亮丽，用手按起来有硬实感的洋葱。捏起来松软的洋葱内部通常已经开始发芽或腐坏了。

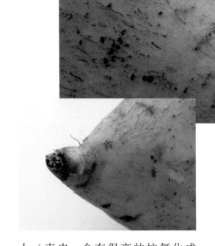

甘薯

根茎

甘薯又称地瓜，含淀粉、维生素 A、C、B 群，和钙磷、铜、钾等营养素。甘薯生长在地底，农药污染较少，若能连皮一起吃能摄取到更多营养物质。（甘薯含有丰富的钙质和多酚。）

购买品质较好的甘薯，烹煮前彻底将皮洗净。甘薯的外皮富含黏液蛋白等多糖类物质，可连皮食用。据研究显示，饮食对大肠癌的影响很大，而甘薯确属防癌食物，但是得定量摄取，吃太多而营养摄取不均衡的话，则未必能够有效防癌。

上／表皮：含有很高的抗氧化成分，尽量连皮一起食用。下／芽眼：芽眼少不明显，即使发芽了也没有毒性。

果肉：依品种不同有黄、红、紫等颜色。

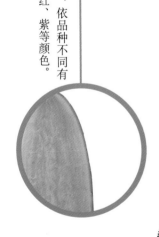

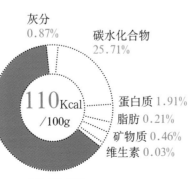

灰分 0.87%

碳水化合物 25.71%

110 Kcal /100g

蛋白质 1.91%
脂肪 0.21%
矿物质 0.46%
维生素 0.03%

水分 70.81%

黏液蛋白可保持血管壁弹性 防止动脉粥状硬化

甘薯的糖分含量很高，因此糖尿病患或肌瘤患者不宜多吃。而肉色为深橙红的甘薯，所含β-胡萝卜素特别丰富，营养价值也高。尽管甘薯的营养价值很高，但不能生吃。因为生甘薯所含的淀粉结构不易被人体消化道分解，会使大肠内细菌大量繁殖，容易产生严重的胀气与腹泻。

◎ 还有这些品种 ◎

黄肉甘薯

最有名的黄肉甘薯是大肚山的蛋黄甘薯。其水分少淀粉质多，适合清蒸或油炸，烤食会显得比较干，此外也常用于糕饼馅料。

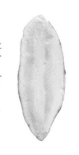

紫色甘薯

水分多，口感细软，多了一股特别的香味。

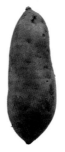

红肉甘薯

水分多，口感细软，适合烧烤。

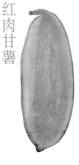

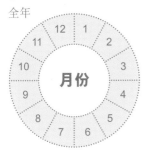

当季最营养：

全年

月份

12 1 2 3 4 5 6 7 8 9 10 11

日常处理：

保存于干燥阴暗处即可，不需要冷藏。但天气回暖后甘薯很容易发芽，故不要一次购买太多。万一开始发芽了，可用手将芽摘掉，并尽快烹煮。

精选最美味：

选择表皮完整，质地坚硬，无斑点或蛀孔的甘薯。仔细观察芽点，有没有发芽迹象。虽然发芽的甘薯还是可以食用，但内部可能已经松散，吃起来口感差。

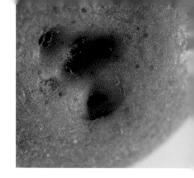

马铃薯

根茎

　　马铃薯又称土豆、洋芋，含有淀粉、蛋白质、钙、磷、铁及多种维生素，在欧洲被喻为"大地的苹果"。其中以淀粉含量最高，其次是蛋白质，马铃薯的蛋白质属于完全蛋白，能有效地被人体吸收。

　　马铃薯是低热量、低脂肪又富含纤维素的食物，食后易产生饱腹感，既可满足人体所需的营养，又可减少食量，借此让身体把多余脂肪渐渐代谢掉。但马铃薯属于主食类，所以应避免摄取过量，一天一大个已足够。

表皮有损伤或芽点的马铃薯可用刀挖除 1cm 左右再料理食用。

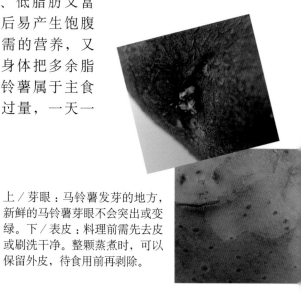

上／芽眼：马铃薯发芽的地方，新鲜的马铃薯芽眼不会突出或变绿。下／表皮：料理前需先去皮或刷洗干净。整颗蒸煮时，可以保留外皮，待食用前再剥除。

果肉多为淡黄色或米白色，有些品种有紫色或黑色的果肉。

灰分 0.87%
碳水化合物 15.78%
蛋白质 2.58%
脂肪 0.22%
矿物质 0.45%
维生素 0.03%
水分 80.07%

74 Kcal / 100g

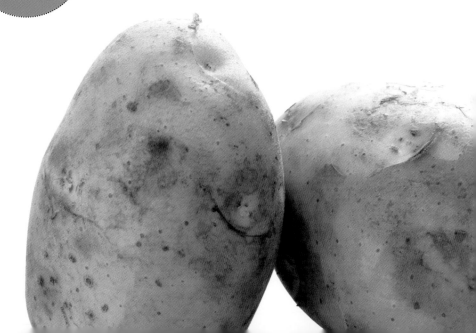

吃马铃薯可延缓衰老 补充肌肤水分 去除老化角质

马铃薯中的维生素C可保持血管弹性，预防脂肪沉积在心血管中。钾可与体内多余的钠结合，因而有降低血压、预防脑血管破裂的作用。另外，马铃薯中的纤维素较细嫩，不会刺激胃肠黏膜，是很好的制酸剂。

马铃薯本身含有毒性物质龙葵素，但含量极少，并不会引起中毒。而已发芽或皮色变绿变紫的马铃薯，其中的龙葵素含量会高出四至五倍，不可食用以免中毒。

◎ 还有这些品种 ◎

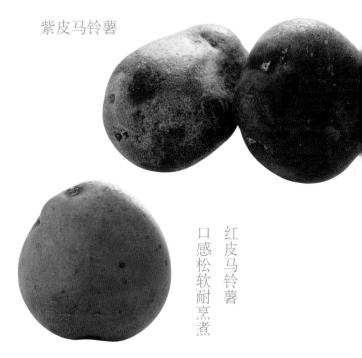

紫皮马铃薯

红皮马铃薯 口感松软耐烹煮

当季最营养：

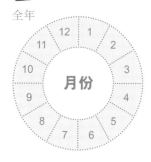

全年

月份

12 1 2 3 4 5 6 7 8 9 10 11

日常处理：

必须完全隔绝光线，因此放冰箱底层是比较保险的做法，这样约可保存 10 ~ 20 天。在寒冷的季节里，可以室温保存，但必须确定马铃薯不会接触到光线。当然最好还是适量采买并尽快用完。

精选最美味：

表皮淡黄色有光泽，质地坚硬，没有发芽、变绿或溃烂等迹象的为佳。马铃薯一旦发芽，龙葵素含量会急剧增高，食用后会引起中毒，不可购买或食用。

茭白

根茎

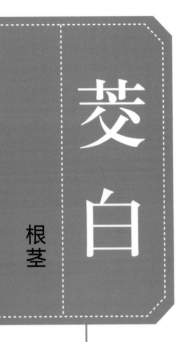

茭白含有蛋白质、糖类、维生素 A 和 C、磷、钾、膳食纤维等营养素。茭白是生长在沼泽中的高大植物，俗名叫"菰"。正常的茭白毫无食用价值，要靠菰黑穗菌的寄生与刺激，植株的茎部才会膨大，而形成白皙脆嫩的笋状嫩茎，也就是我们所食用的部分。

尤其是天气温暖时，茭白常有黑心现象，那些黑点是残留的菰黑穗菌，属正常现象可安心食用。

茭白水分多，纤维含量丰富，热量低。其中的维生素 A 跟 C，具有清热利湿、利尿的效果，很适合在炎炎夏日食用。尤其是体质较为燥热、容易觉得口干舌燥的人，吃一些茭白会有帮助。

果肉呈白色有淡色小点，有些茭白的果肉会带有黑点，只是外观上不好看，食用是没有问题的。

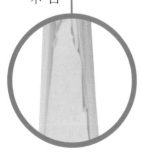

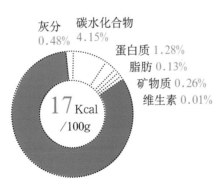

灰分 0.48%
碳水化合物 4.15%
蛋白质 1.28%
脂肪 0.13%
矿物质 0.26%
维生素 0.01%

17 Kcal /100g

水分 93.69%

高血压跟心血管疾病患者吃茭白有助于控制血压。此外，糖尿病患也很适合食用，但切记烹煮时要清淡。搭配鸡肉、蛤蜊等炖汤是不错的组合，清淡之余还可以同时吃到蔬菜跟蛋白质。

茭白的钾含量丰富，慢性肾衰竭患者食用前要先焯水，以降低钾的含量。

新北市三芝区所产的茭白鲜美甜脆，有"三芝美人腿"之称，秋天为主要产季。

小黑点固骨又养颜 体质燥热者宜多吃

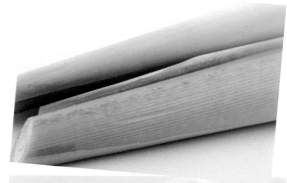

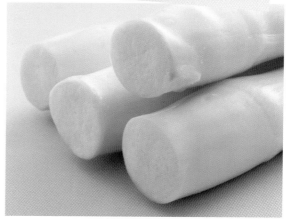

上／外壳：翠绿的外壳如泡棉般，对茭白有保护的作用。
下／梗头：梗头是茭白浸在水田中的部分，纤维也会较其他部位多些。

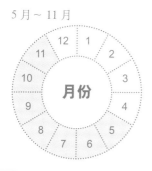

当季最营养：

5 月～11 月

月份

（图中月份盘：12 1 2 3 4 5 6 7 8 9 10 11）

日常处理：

带壳的茭白比去壳的更耐储存，只是市售的茭白多半以去壳的为主。连同包装袋一起可保存 7～10 天，不过还是需趁鲜食用，这样甘甜味就不会流失。

精选最美味：

带壳的茭白要选择外壳翠绿有光泽，切口部分的颜色以粉白有淡色小点的为佳。选购体形小一点的茭白，它的纤维较少，口感较嫩。去壳的茭白，以表面光滑无皱、外形饱满为佳，大小适中即可。

根甜菜

根茎

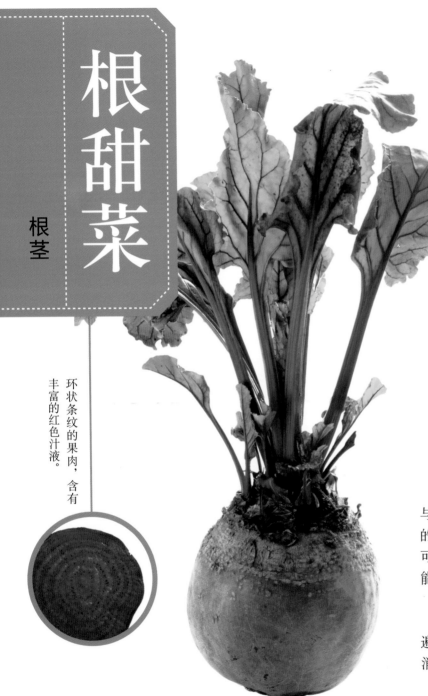

环状条纹的果肉，含有丰富的红色汁液。

根甜菜含有钾、磷、钠、铁和维生素 A、B、C 等营养素。色泽艳红的根甜菜富含花青素、维生素 B_{12} 及铁质。维生素 B_{12} 里含有微量元素钴，是造血必需元素之一；铁则是组成血红素的主要元素。因此，根甜菜是妇女与素食者补血的最佳营养品。

根甜菜的纤维亦可促进锌与其他矿物质的吸收。成长中的青少年与成年人食用根甜菜，可加强其淋巴组织的防御功能，以抵抗外来的传染疾病。

在欧洲，根甜菜是非常普遍的食材，能增强身体机能、消除体内毒素及排除体内废物。

增进大脑血液循环　运动员喝甜菜汁

可增加体力和耐力

一般民众除了把根甜菜当成天然的综合维生素来使用之外，当遇上感冒发烧、身体虚弱时，食用甜菜根亦能促进消化、补给营养。

根甜菜在台湾走红，主要是因"生机饮食"的风潮。但营养师并不建议生食，未经加热就食用的蔬菜，在食材选择上要特别小心，留意清洁卫生。烹煮过的食物虽然会损失部分营养，但较容易被吸收。

表皮：薄而软，刷洗干净后可食用。

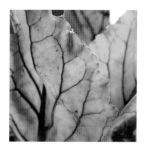

叶片：富含营养可食用。

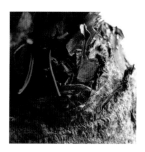

顶端：可见到叶梗被切除的痕迹，储存时日过长，叶子会重新长出来，为避免影响口感，需将叶芽去除。

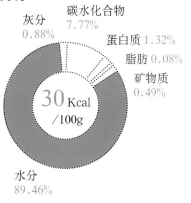

灰分 0.88%
碳水化合物 7.77%
蛋白质 1.32%
脂肪 0.08%
矿物质 0.49%
30 Kcal /100g
水分 89.46%

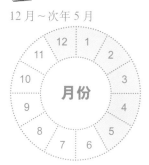

当季最营养：

12 月～次年 5 月

月份
12 1 2 3 4 5 6 7 8 9 10 11

日常处理：

在一星期内食用可室温存放，但要用纸袋包好以免脱水。冰箱冷藏可保持数月不坏。

精选最美味：

外形完整表面硬实，没有萎蔫或干瘪的情形，带有一点泥土的为佳。

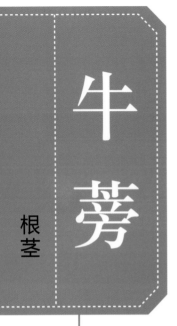

牛蒡

根茎

牛蒡外观看起来很像树根，它其实是一种菊科草本植物的根。因为生长在地底，富含大地精华，未受空气污染且病虫害少，鲜有农药残留的问题。新鲜牛蒡极耐储藏，是一年四季都可买到的好菜。

牛蒡含有丰富的水分、糖类、蛋白质和维生素 A、B_1、C，以及钙、磷、钾、铁等矿物质。最特别的是，牛蒡中还有一种很特殊的养分——菊糖，它可活跃肠道内的益生菌，促进消化。

牛蒡粗硬外皮中的皂苷具有减重功效，能吸附并带走胆固醇和脂肪。牛蒡中的膳食纤维能增加饱腹感，而其中多种多酚类植物化学物，能提升肝脏的代谢与解毒功能，进而促进血糖、血脂的代谢。

果肉：粉白色，纤维明显，一旦切开接触到空气会马上变色，可放入醋中浸泡。

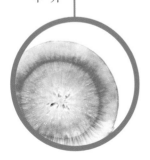

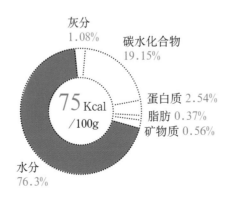

灰分
1.08%
碳水化合物
19.15%

75 Kcal
/100g

蛋白质 2.54%
脂肪 0.37%
矿物质 0.56%

水分
76.3%

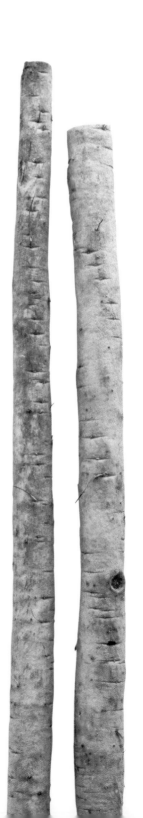

牛蒡中含多种人体无法自行生成的氨基酸　适于男性保健　补肾壮阳

牛蒡中各种矿物质含量高，如钙、镁、锌都具有抗氧化特性，也能帮助稳定情绪。这些矿物质的抗氧化能力，让血管不易形成动脉粥状斑，有助于降低心血管疾病的风险。

另外，牛蒡还含17种氨基酸，其中有7种是人体无法自行生成的必需氨基酸，可说是非常好的保健食材。

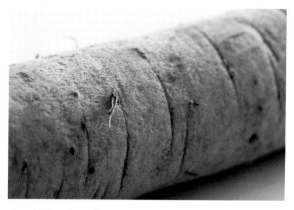

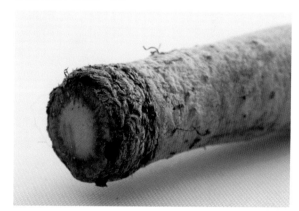

上／外皮：细而薄，含有许多营养素，因此最好保留。
下／前端：可切去1～2cm之后再切成薄片或细丝，炒煮皆宜，用途广泛。

当季最营养：

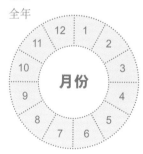

全年

月份

12 1 2 3 4 5 6 7 8 9 10 11

日常处理：

牛蒡体长，可切半用牛皮纸或塑料袋装好，放在冰箱冷藏室的最下层即可。较细的一端一般容易脱水干瘪，故应先食用。

精选最美味：

用手握住牛蒡较粗的一端，如果它自然垂下，呈现弯曲的弧度，则表示牛蒡新鲜细嫩。越重的牛蒡，其内部越不会出现空心现象，味道较好。

根芥菜

根茎

根芥菜又称大头菜、球茎甘蓝，含有蛋白质、膳食纤维、糖类、胡萝卜素和维生素A、C、U，以及钙、磷、铁等矿物质。食用前需先剥除硬实的外皮，里头的肉质细嫩、甘甜可口，料理用途也相当广泛。根芥菜具有清热解毒与解酒的功效，对于因消化不良而引起的食欲不振，有开胃、助消化的功效，尤其以凉拌食用效果最佳。

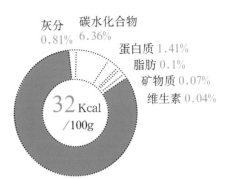

灰分 0.81%
碳水化合物 6.36%
蛋白质 1.41%
脂肪 0.1%
矿物质 0.07%
维生素 0.04%

32 Kcal /100g

水分 91.21%

果肉：靠近底部的颜色较白，甜度也高。

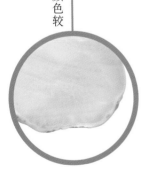

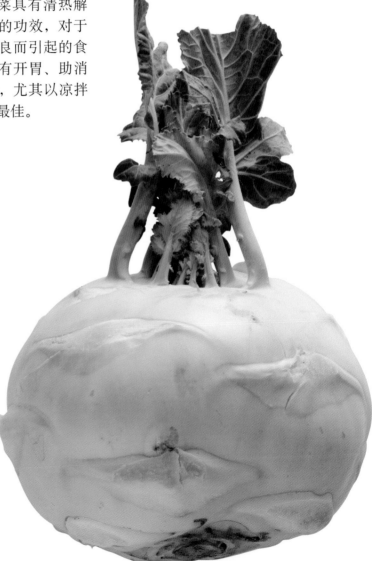

高钾低卡抗氧化

多吃根部治胃炎　叶片补钙质

根芥菜所含的多种维生素，能促进胃与十二指肠溃疡的愈合。根芥菜还含有大量水分和膳食纤维，能促进肠胃的蠕动，排除毒素。增强人体的免疫功能。

一般人大多拿根芥菜煮汤或是凉拌，其实炒的根芥菜也好吃。但体质偏寒、容易腹泻者不要食用过多，最好熟食，如炖排骨汤或红烧等。

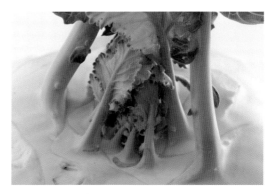

新鲜的叶片代表刚采收不久。

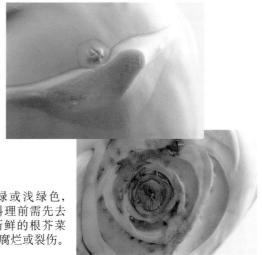

上／表皮：呈粉绿或浅绿色，纤维粗糙，因此料理前需先去除。下／底部：新鲜的根芥菜底部切口坚硬，无腐烂或裂伤。

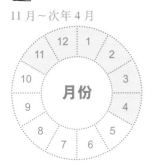

当季最营养：

11 月～次年 4 月

12 1 2 3 4 5 6 7 8 9 10 11

月份

日常处理：

根芥菜表皮厚实，非常耐储存。冬季上市时，即使在室温条件下也可保存一两个星期。当然，能趁鲜食用还是最好的，短时间不吃可用塑料袋包好冷藏。

精选最美味：

选购表皮粉绿色、叶梗新鲜脆嫩、不萎缩、球形完整、底部坚硬、无腐烂或裂伤的最佳。

慈姑

根茎

慈姑原产于亚洲，含有淀粉、蛋白质、脂肪、碳水化合物、钙、磷、铁以及多种维生素。慈姑为早年台湾低海拔水田、沼泽地常见的野生水生植物，同时也是一种食用蔬菜。慈姑的地下茎内含大量淀粉，洗净去皮煮熟后可食用，营养价值高，早期农家常以其根茎当作主要的食物。

随着工业发达和环境变迁，野生的慈姑逐渐失去了踪影，仅在保护区的水塘或湿地可见。日本对栽培慈姑情有独钟。在日式的料理中，慈姑是很常见的材料，不论是清煮或是炸天妇罗，慈姑的甘味和些许的苦涩会让人回味再三。

果肉：呈象牙白，含有许多淀粉质。

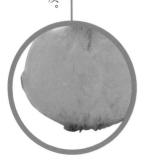

灰分 1.37%
碳水化合物 32.35%
132 Kcal /100g
蛋白质 3.79%
脂肪 0.06%
矿物质 0.68%
维生素 0.01%
水分 61.74%

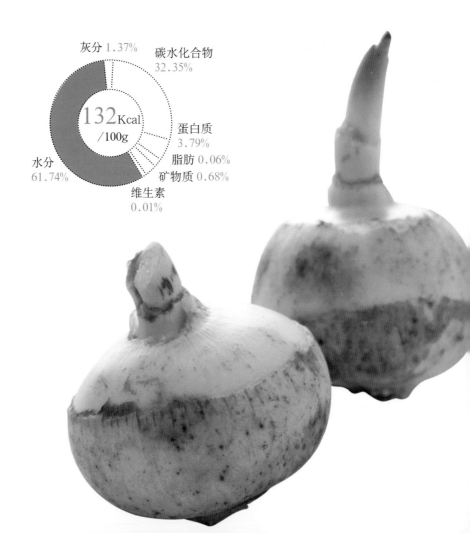

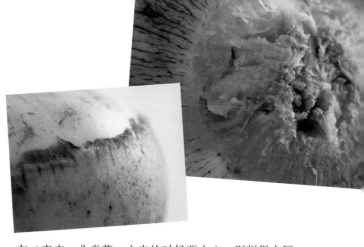

解百毒和消水肿　苦涩味会回甘

有研究显示，慈姑具有防癌、抗肿、解毒消痈的作用，可用来防治肿瘤。中医认为慈姑主解百毒、消肿、利尿。慈姑中的多种微量元素，具有强心作用，同时其所含的水分及其他有效成分，有清肺散热、润肺止咳的作用。

属于健康蔬菜的慈姑这几年开始作为经济栽培的作物，只是数量不多，上市时间也短，想尝鲜还得碰运气。此外慈姑与金针一样含有秋水仙碱，生食会引起不适，因此务必煮熟后食用。

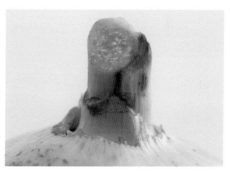

左／表皮：非常薄，去皮的时候要小心，别削得太厚。
右／底部：和梗头一样呈海绵状，料理前要削掉这些海绵状的组织。

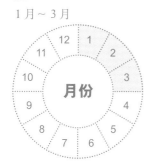

梗头：呈海绵状，捏起来有一点弹性是正常的，春天的慈姑会从这里长出叶子。

📅 当季最营养：

1月～3月

（月份图：12 1 2 3 4 5 6 7 8 9 10 11 中间写"月份"）

🎁 日常处理：

买回来的慈姑若表面太潮湿，应先置于室温下，待干燥后再保存。慈姑在冬天上市，因此可在阴暗、干燥通风的地方存放1～2个月。不过慈姑对于光线和温度非常敏感，在一定的光照和温度下，其表皮会变绿甚至发芽，因此短时间内不食用还是要冷藏才能保鲜。

💡 精选最美味：

慈姑和莲藕都是水生植物，表皮较薄，因此贩售时表面有些湿润是正常的。购买时检查梗头和底部是否饱满结实，体形约荸荠般大小的即可。

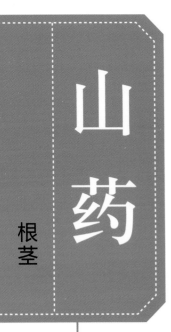

山药

根茎

山药又称薯蓣，干品山药称为淮山，是常用的中药材。山药含有自由氨基酸、黏蛋白、胆碱、淀粉和维生素 B_1、B_2、C 及矿物质钙、磷、铜、铁等。

在药理上，山药有益气补脾、滋补、助消化等作用。研究显示，由于山药富含黏质多糖体，是制造荷尔蒙的主要原料。因此多吃山药，可促进荷尔蒙分泌、提升新陈代谢、刺激内分泌并改善体质。对于因更年期而发生的眼睛、皮肤、阴道干燥的女性，有辅助食疗的效果，还可改善骨质疏松的问题。

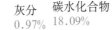

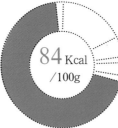

灰分 0.97%
碳水化合物 18.09%
蛋白质 2.88%
脂肪 0.11%
矿物质 0.63%
维生素 0.01%
水分 77.31%

84 Kcal /100g

果肉：细致，生吃时甘甜鲜脆，即使切开来也不易褐变。

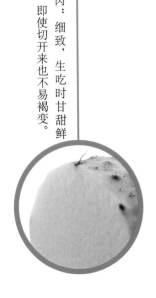

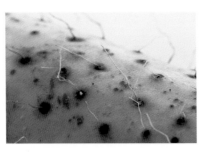

表皮：淡黄色有小点，可以看见细小的根须，料理前可将皮去除。

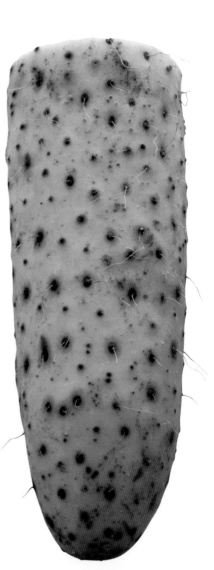

山药的黏液含有消化酵素，可提高人体的消化能力，但高温烹煮会使酵素丧失作用。生食的方式较能保持山药的原味，并减少营养成分的流失。

正值感冒期间，或有感染发炎等症状者暂勿食用山药。另外，烹煮时间过久或与碱性药物混合，也会使山药中的淀粉失去食疗效用。

生吃更营养

口感黏稠 是制造荷尔蒙的原料 不耐久煮

◎ 还有这些品种 ◎

紫山药
外皮黑褐色，果肉为紫色。可做成点心的内馅、汤圆等。将紫山药磨泥，加上姜末、黑糖拌匀，用麻油煎成饼状，十分滋补。

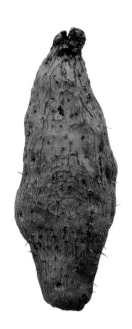

当季最营养：

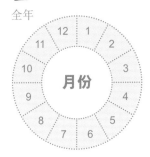

全年

月份

日常处理：

每次只切下需使用的部分，剩下的山药需用纸巾将表面擦干，保持干燥，再用牛皮纸或保鲜膜包裹，置于冰箱底层（或放牛奶的位置），可保存10～20天。

精选最美味：

选择体形均匀、表皮呈淡黄色、无斑点，切口处无干枯或裂痕的即可。

萝卜

根茎

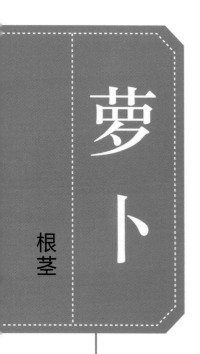

萝卜含有蛋白质、糖类和维生素 A、C 及矿物质钙、磷、铁等营养素，能增强人体免疫力，对防癌、抗癌有重要作用。萝卜中的芥子油和膳食纤维可促进胃肠蠕动，有助于体内废物的排出。

萝卜中的酶能消除亚硝酸铵的致癌作用。常吃萝卜也可降低血脂、软化血管、稳定血压，预防冠心病、动脉硬化、胆石症等疾病。萝卜还有促进新陈代谢与帮助消化的功效。在寒冷的季节里，我们会偏好浓厚口感的食物。这时节也正好是萝卜盛产的季节，吃油腻食物时搭配些萝卜，也可以帮助消化。

萝卜水分多，口感细嫩。春天的萝卜因产季近尾声，中间易出现膨心现象，风味和口感也稍差，若果肉变黑或变灰就不要食用了。

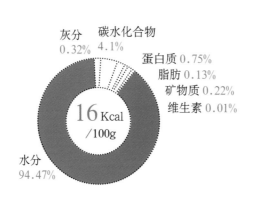

灰分 0.32%
碳水化合物 4.1%
蛋白质 0.75%
脂肪 0.13%
矿物质 0.22%
维生素 0.01%

16 Kcal /100g

水分 94.47%

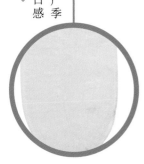

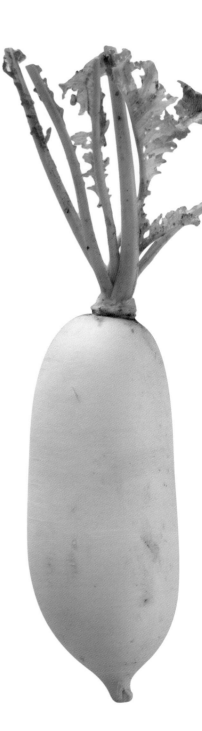

此外，萝卜中的粗纤维有刺激胃肠蠕动、防止便秘的作用。在有"长寿之国"之称的日本，国民保持健康的秘诀之一就是多吃新鲜蔬菜，而其中又以萝卜所占的比例最大。

我国民间也有"冬吃萝卜夏吃姜，不劳医师开处方"的谚语。萝卜固然好处很多，不过体质偏寒或者患有胃病的人不宜食用过多。

好处多「吃萝卜喝热茶 气得医生满地爬」秋冬吃萝卜

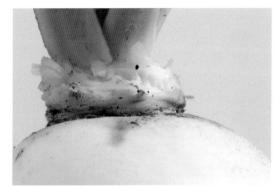

上／梗头：是萝卜的叶梗，可以食用，颜色翠绿饱满，口感爽脆，可切丁或汆烫之后炒食和凉拌。
下／表皮：有微苦辣味，有些人在料理时会将其削除，或厚切一层下来做腌渍小菜。

当季最营养：

12 月～次年 3 月

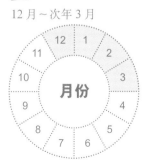

日常处理：

　　未经水洗的新鲜萝卜置于室温保存即可。若不能在一星期内用完，则以冷藏保鲜。

精选最美味：

　　选购表皮带有泥沙、未经水洗的萝卜，色泽洁白，体形均匀，不歪斜或畸形，拿起来有重量感，用手按起来感觉越硬越好，梗头的部分鲜绿不萎黄的就是好萝卜。

莲藕

根茎

吃藕活百岁 生吃熟食各有所长

生鲜莲藕有生津解渴、止血消瘀、清热凉血之功效，煮熟后的莲藕对五脏有益，能健脾生肌、养胃滋阴。莲藕含铁量高，可改善缺铁性贫血。

此外，长期为工作压力所苦的人，多吃莲藕亦可缓解压力，达到安定神经的作用。常吃莲藕不仅可增强体力，利尿，促进体内废物尽快排出，还可以净化血液，并使内脏机能旺盛。

莲藕中的丹宁成分，具有消炎、收缩血管及止血的作用，对于有瘀血或出血病症的人非常适宜，尤其以藕节部分单宁酸含量最多。宿醉时喝生藕汁，有解酒的效果，对于经常流鼻血的患者也有不错疗效。

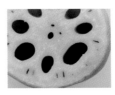

表皮：表皮黄褐色有小点，煮熟之后会变成暗黑色，因此也有人会在烹饪时去皮。

果肉：色泽偏淡粉红，体形肥大的莲藕孔洞较大，适合用来做填塞料理。

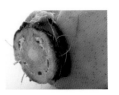

藕节：莲藕间凹陷的部位，料理前须切除。

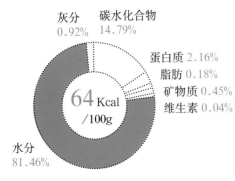

灰分 0.92%
碳水化合物 14.79%
蛋白质 2.16%
脂肪 0.18%
矿物质 0.45%
维生素 0.04%
64 Kcal /100g
水分 81.46%

当季最营养：

7月～次年2月

月份

日常处理：

莲藕如果带有土，可直接置于阴暗通风处保存。已经清洗干净的，就用保鲜膜或干净的袋子装好冷藏保鲜，待要料理前再清洗。

精选最美味：

带有泥巴的莲藕，虽然清洗较麻烦，但比较新鲜。选择体形肥大、节间短而重的莲藕。清洗过的莲藕，要选表皮颜色微红、有清香者。

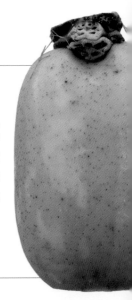

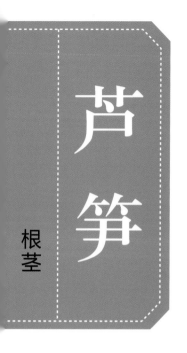

芦笋

根茎

叶酸丰富 为孕妈咪补血 帮助胎儿成长

市面上的芦笋有白芦笋和绿芦笋两种，尽管颜色外观上有着些许的不同，却是同一种芦笋。白芦笋因埋在土中不见光，所以笋茎粗大些，质地也较柔软。

露出土地的芦笋受到日照，就成了绿芦笋。绿芦笋在市场很常见，它所含的维生素A则较白芦笋丰富。芦笋还有独特的天门冬素，可以增强免疫机能，使细胞恢复正常的生理状态，因此一直被认为是可以增进体能、消除疲劳的营养食物。

绿芦笋还含有丰富的叶酸，对于孕妇有补血的作用，亦可帮助胎儿成长。但是，芦笋必需煮熟才能食用，不能生吃。

灰分 0.72% **碳水化合物** 3.69%
蛋白质 2.37%
脂肪 0.18%
矿物质 0.38%
维生素 0.01%
19 Kcal /100g
水分 92.65%

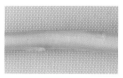
笋枝：表皮翠绿有光泽，越粗壮越佳。

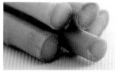
笋头：芦笋最靠近地面的部分纤维较多，可将这一段的外皮削去。

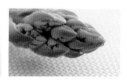
笋尖：饱满、鳞片紧密，芦笋的重要营养成分都储存在笋尖的部位。

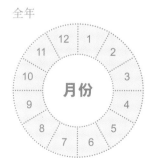

当季最营养：
全年
月份 1 2 3 4 5 6 7 8 9 10 11 12

日常处理：
芦笋不耐储存，尤其是笋尖的部分最容易坏，需要当日料理，汆烫再冷藏可保存2～3日。

精选最美味：
选择颜色翠绿、笋茎挺直有光泽，笋尖饱满，鳞片紧密没有水伤、脱落等痕迹的芦笋，再闻闻看是否有不良气味，方可购买。在传统市场买芦笋要选在早上，这样买到的芦笋品质最好。

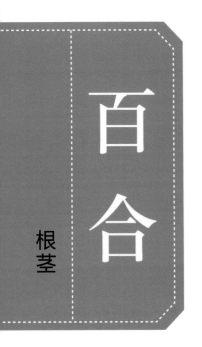

百合

根茎

清心解忧 宁心安神 帮助养肺让你好睡

百合含有蛋白质、脂肪、淀粉、钙、磷、铁及多种营养物质，具有润肺止咳、清热安神等功效。百合于春天发芽，夏天开花，待秋天地面部分枯萎之后，藏在地底的鳞茎也已饱满肥大，此时正是百合最佳的采收时机。

秋季气候干燥，传统医学认为，秋天与人体肺脏相应，秋燥易伤肺而出现皮肤干裂、口干舌燥、咳嗽少痰等各种病症。而百合可润肺止咳、清心安神，是上好的营养滋补品。百合虽然可以清心安神，但所含的钾元素较高，肾脏功能不佳者应少量摄取。

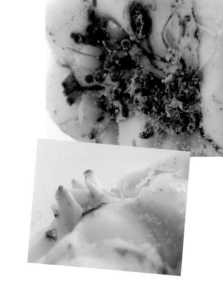

上／根部：百合的食用部分是肉质鳞片，根部不食用。下／芽点：百合的中心点是芽点，为发芽的部位，滋味较周围包覆的肉质鳞片差。

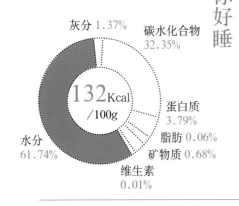

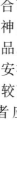

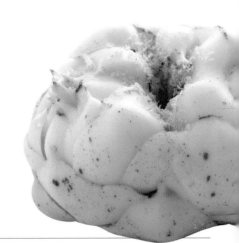

营养成分图：

灰分 1.37%
碳水化合物 32.35%
132Kcal/100g
蛋白质 3.79%
脂肪 0.06%
矿物质 0.68%
维生素 0.01%
水分 61.74%

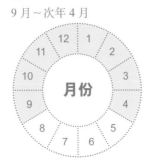

当季最营养：

9月～次年4月

月份（1～12月圆环图）

日常处理：

百合需用木屑保存，若见光或接触空气过久，表皮容易变色受损，买回来后应放置冷藏才能保鲜。

精选最美味：

外观干爽洁白无褐斑，球茎饱满肥厚的为佳。

荸荠

根茎

清脆甘甜的果实 含有大量水分 有「地下雪梨」之称

荸荠含有蛋白质、淀粉和维生素 B_1、B_2、C，以及钾、钙、铁、磷等矿物质。荸荠属于多年生草本植物，一般栽植在水田里，主要食用其储存养分的黑褐色地下茎。荸荠口感清脆，怎么煮都不会软烂，是制作珍珠丸子、虾松等不可少的一道配料。

荸荠中所含的磷是根茎类蔬菜中最高的，能促进人体生长发育、维持生理机能、调节酸碱平衡，还能促进牙齿和骨骼的发育，因此也很适合儿童食用。

荸荠因生长在烂泥中，外皮和内部可能附着较多的细菌或寄生虫，一定要洗净后方可食用。

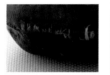

外皮：深褐色，料理前必须去除干净。

顶端：顶端有尖尖的芽点，如果浸在水里，会由此长出绿色的新芽，可作为观赏盆栽。

底部：用手按按看，要硬实的才新鲜。

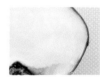

果肉：淡淡的乳黄色果肉，带有清香，生食或煮食皆有一股甜味，果肉变黑或褐色就是酸败了，不能食用。若边缘有黄斑，需削除干净。

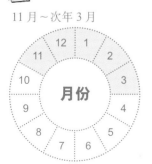

灰分 1.1%
碳水化合物 14.49%
蛋白质 1.7%
脂肪 0.1%
矿物质 0.55%
维生素 0.01%
水分 82.05%

63 Kcal /100g

当季最营养：

11月～次年3月

June 5

月份

12 1 2 3 4 5 6 7 8 9 10 11

日常处理：

带皮的荸荠可以用纸袋或报纸包好，置于冰箱可保存约 7～10 天，主要还是以购买时的新鲜度来决定，去了皮的荸荠就需要一次食用完。

精选最美味：

表皮带有泥土的荸荠最新鲜，用手按起来硬实的才好。购买已经去皮的荸荠时，要注意是否有异味，且避免购买颜色过白的荸荠。购买真空包装的荸荠果肉品质比较有保障。

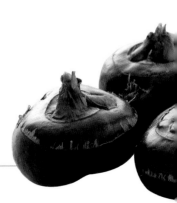

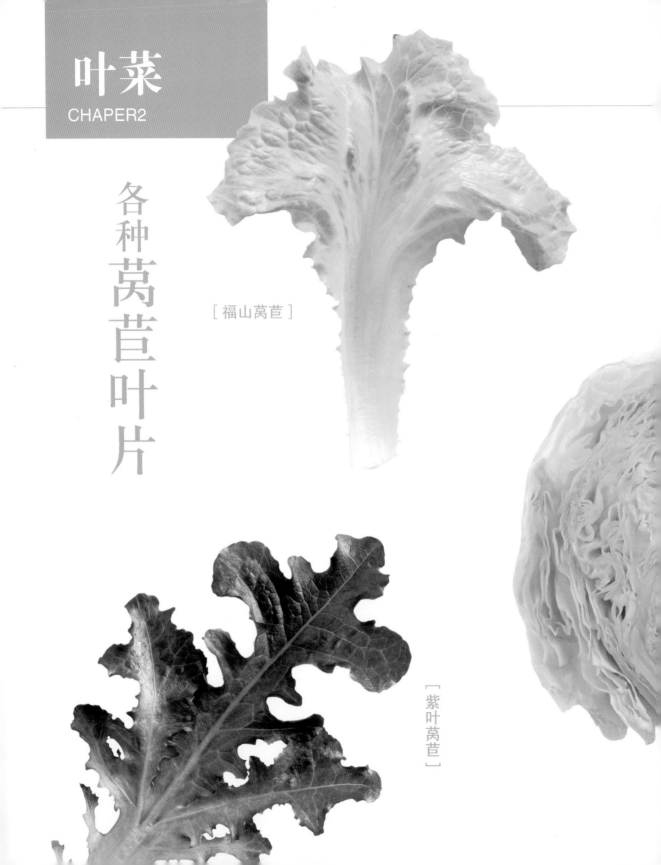

叶菜
CHAPER2

各种莴苣叶片

[福山莴苣]

[紫叶莴苣]

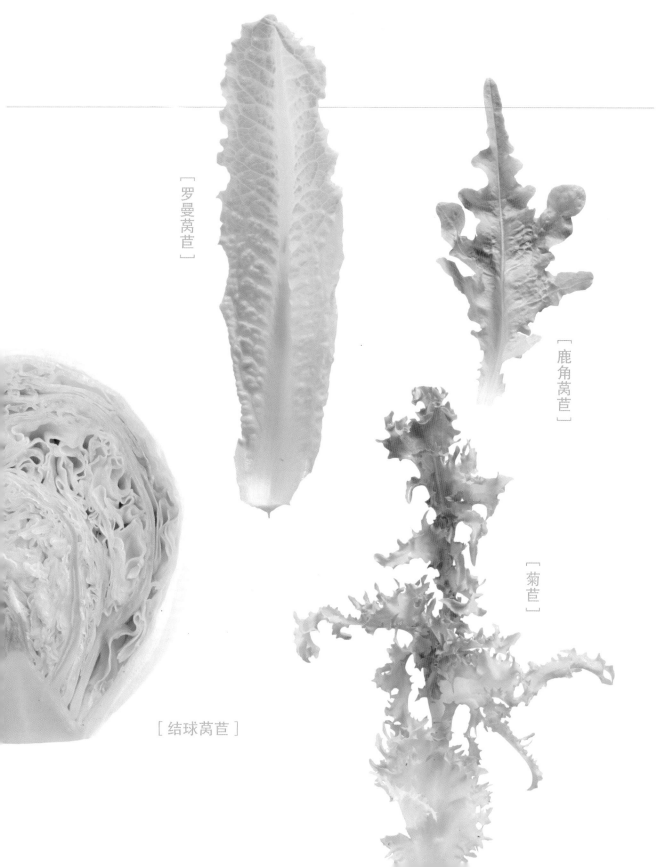

［罗曼莴苣］

［鹿角莴苣］

［菊苣］

［结球莴苣］

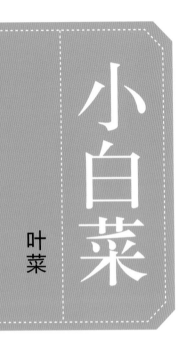

小白菜

叶菜

纤维真不少 助胃肠蠕动

小白菜含有丰富的钙质，以及人体所需要的微量元素，如铁、锰、铜、硒等，具有抗衰老和稳定神经的功能，还有助于人体的成长发育。此外，小白菜还有利尿的作用，常吃小白菜会提高上厕所的频率。小白菜还含丰富的维生素 A 和 C，可促进牙齿和骨骼发育。近代医学研究显示，小白菜还有非常好的抗癌作用。

小白菜可以消除体内火气，如因火气大而引起牙龈肿痛、出血等情形，吃小白菜会有所改善。脾胃虚弱，容易腹泻，或女性有经痛情形者不宜多吃。

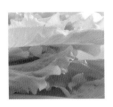

叶片：依品种不同，有些叶子呈波浪状，有些则很平整，颜色有浓绿或金黄等。

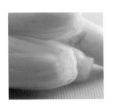

叶柄：叶柄呈白色且肥厚多汁。

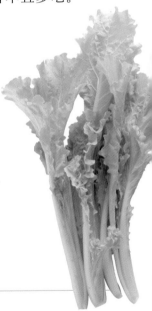

灰分 0.32%
碳水化合物 4.1%
蛋白质 0.75%
脂肪 0.13%
矿物质 0.22%
维生素 0.01%

10 Kcal /100g

水分 94.47%

📅 当季最营养：

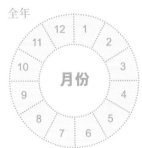

全年

月份

🎁 日常处理：

购买未经泡水的小白菜，连外袋一起放入冰箱可保存约 2～3 天。小白菜不耐存放，因此还是趁新鲜尽快食用。经过清洗、泡水之后的小白菜要当天食用完，不要存放。

💡 精选最美味：

选择叶片完整、光泽直挺有生气、没有萎烂或枯黄的小白菜。小白菜的叶片薄软，很容易因挑选与挤压而碎烂，购买时除了外观要完整，还要特别留意中心的部分是否有水伤。

大白菜

叶菜

先洗后切　急火烹调　防止维生素 C 流失

大白菜又叫包心白菜，含有蛋白质、糖类、膳食纤维、胡萝卜素和维生素 B、C、A 以及铁、钙、钾等矿物质，是美国癌症医学会推广的 30 种抗癌蔬果之一，与花椰菜、甘蓝、卷心菜等所含的成分相近。大白菜可保护心脏、使动脉不易粥样化，能降低胆固醇、减轻肝脏负担，亦可帮助伤口愈合。

对糖尿病患者而言，大白菜热量低，所含的营养成分多样化，可与豆腐、肉类等食物一起食用，增加营养价值。大白菜的纤维较卷心菜细软，好消化又可增加饱腹感。

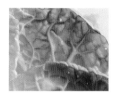

外叶：受阳光照射而呈浓绿色，非常营养，不过因为虫害或农药的问题，还是不食用为好。

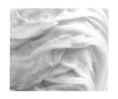

内叶：受外叶保护而没有受到阳光照射，无法形成光合作用，故为黄白色，纤维少、口感鲜嫩，是主要的食用部分。

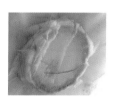

茎：短而不明显，料理前要去除，茎也可用于炖煮高汤。

灰分 0.56%　碳水化合物 2.58%
蛋白质 1.18%
脂肪 0.15%
矿物质 0.28%
维生素 0.02%

15 Kcal /100g

水分 95.23%

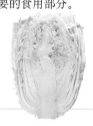

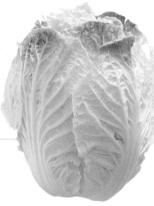

当季最营养：

11 月～次年 5 月

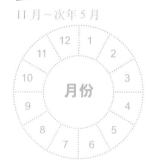

月份

12 1 2 3 4 5 6 7 8 9 10 11

日常处理：

连同外层的绿叶一起保存，冬天可于室温保存 3～7 日，放入冰箱可存放约两周左右。大白菜和甘蓝菜都是很好的家庭常备蔬菜。

精选最美味：

挑选菜球叶片紧实、外叶翠绿，叶片完整而不枯黄、无水伤或腐烂等现象的大白菜。

◎ 还有这些品种 ◎

韭菜

叶菜

让手脚变温暖的「洗肠草」

韭菜含有丰富的膳食纤维、胡萝卜素、维生素、脂肪、蛋白质和辛香挥发物硫化丙烯等成分。多吃韭菜可以养肝，增强脾胃之气，具有温肾助阳、益胃健脾的功效。韭菜所含的膳食纤维能帮助消化，促进肠胃蠕动。

韭菜所含的纤维素还可以将消化道中的毛发及金属包覆起来，使之随粪便排出，因而有"洗肠草"之称。

韭菜属于阳性食物，能促进血液循环，使手脚或腹部变暖和。韭菜独特的芳香气味与成分，能调整自律神经，提高热量代谢，对生理不顺或纾解压力也有助益。其所含的挥发油与硫化合物能杀菌和提振食欲；锌有助于肝肾，改善性能力。

韭黄

韭黄是韭菜经过覆盖，阻隔光线后产生的新品种。因为韭黄中的叶绿素消失，叶子黄化，纤维也较少，故而气味较为温和。

灰分 0.76%
碳水化合物 3.72%
蛋白质 1.7%
脂肪 0.36%
矿物质 0.4%
维生素 0.02%
18 Kcal /100g
水分 93.04%

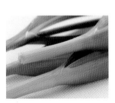

茎：茎的部分没有受到日晒，因此为白色。

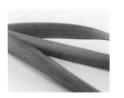

叶：狭长的叶子肥而厚，有浓烈的香气。

📅 **当季最营养：**

全年

12 1 2 3 4 5 6 7 8 9 10 11

月份

🎁 **日常处理：**

韭菜不耐储存，买回来的韭菜表面如果有水分，就要当天料理，或摊开来让水分干燥，再用干净的牛皮纸包起来冷藏。这样约可保存1～3天，但叶子末端还是会继续黄化。

💡 **精选最美味：**

选择茎部洁白饱满有光泽，叶片色泽深绿、直挺完整不碎烂，没有黄化或萎蔫，没有不良气味的韭菜。

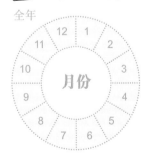

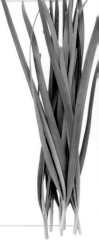

红凤菜

叶菜

最佳天然补血剂

红凤菜，又称血皮菜、红凤菜，含有蛋白质、糖类和维生素 A、B_2、C 以及磷、铁、钙等矿物质。虽为凉性蔬菜，但其丰富的铁含量有造血作用，是贫血患者最佳的"自然补血剂"。食用红凤菜还能增强免疫力，适合处于发育期的女孩。

体质虚寒者还是应该少食用红凤菜，另外肾功能有问题的患者要注意红凤菜的烹饪方式，因为此种蔬菜的钾含量较高，要控制摄取量并且多用氽烫方式来烹调。

此外，红凤菜还有止渴、解暑等功效。中医认为红凤菜有助于改善血液循环及女性痛经、产后虚弱、气血不顺等症状。

◎ 还有这些品种 ◎

白凤菜
叶片青绿，是红凤菜的绿色品种。

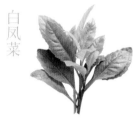

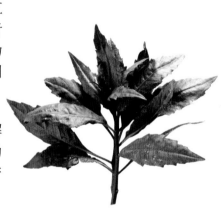

灰分 1.29%　碳水化合物 3.53%
蛋白质 2.12%
脂肪 0.38%
矿物质 0.53%
维生素 0.01%

18 Kcal /100g

水分 92.14%

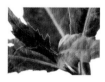

叶：叶子的正面为深绿色，表面光滑，背面呈紫色。

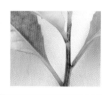

茎：取下嫩芽与叶片后，底下的茎可用来扦插繁殖。

📅 当季最营养：

全年

12 1 2 3 4 5 6 7 8 9 10 11

月份

🎁 日常处理：

用干净的塑料袋或纸袋包好，与茎一起保存，料理前再去除叶子。

💡 精选最美味：

选择叶片中绿色与紫色对比明显，没有枯黄萎烂或黑色斑点的红凤菜。整束拿起来呈直立状，不会有下垂或脱水感觉的为佳。

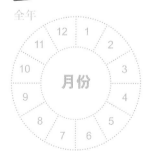

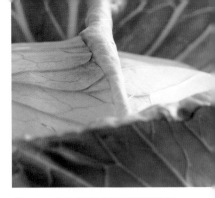

外叶：受太阳照射而呈深绿色，虽然营养丰富，但因有残留农药的疑虑，应去除。

结球甘蓝

叶菜

结球甘蓝又叫包菜、卷心菜、圆白菜，含有蛋白质、膳食纤维、糖类、酵素、有机酸和维生素 B 群、C、U 以及钙、磷等矿物质，是全世界普遍食用的蔬菜之一。一般蔬菜中较缺乏的蛋白质、脂肪和糖，在结球甘蓝中含量很丰富。只要摄取 250 克新鲜的结球甘蓝，就可满足一个成年人一天所需的维生素 C。

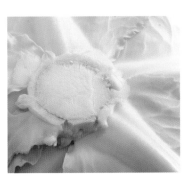

茎：短而粗的梗，料理前需将其去除，而梗的切口处如变黄或变黑都是不新鲜的菜。

黄白色的内叶是食用部分，纤维少口感细腻。

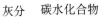

灰分 0.57%　碳水化合物 4.78%

蛋白质 1.34%
脂肪 0.2%
矿物质 0.28%
维生素 0.04%

22 Kcal /100g

水分 92.79%

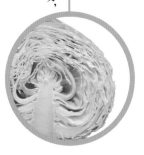

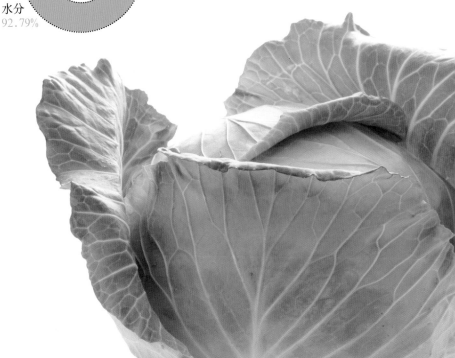

高营养价值有如人参

结球甘蓝热量低，食用后易有饱腹感，有些减重人士会将其作为重要的食物之一。除此之外，结球甘蓝还能抑制亚硝酸铵在人体内合成，具有抗癌作用，同时也能防止动脉硬化、胆结石以及胆固醇升高。结球甘蓝中的维生素 U 对胃及十二指肠溃疡的早期患者有止痛及促进愈合的作用。近来的研究还发现，结球甘蓝中含有锰，是人体中酶、激素等活性物质的主要成分。成长中的孩童多吃些结球甘蓝，有助于发育与成长。

◎ 还有这些品种 ◎

甘蓝菜芽

结球甘蓝采收后再次萌发的新芽。

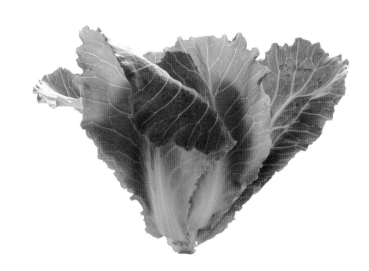

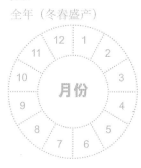
当季最营养：

全年（冬春盛产）

12 1 2 3 4 5 6 7 8 9 10 11

月份

日常处理：

保留绿色的外叶，用干净的纸箱或纸袋装好，在室温条件下可保存 7 ～ 21 天。切开后的结球甘蓝容易脱水，夏秋季节天气炎热，需用保鲜膜或干净的塑料袋包好冷藏。

精选最美味：

叶色鲜绿、菜球结实，拿起来有重量感的结球甘蓝口感较脆嫩。外表出现裂痕的结球甘蓝是已经完全成熟的，品质佳、甜度高。但不要购买切口处变黄、变黑，外层叶片萎缩或泛白的结球甘蓝。

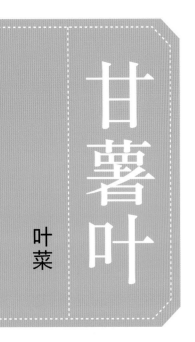

甘薯叶

叶菜

全身是宝 价廉量多

甘薯叶又名地瓜叶，是叶用甘薯的嫩梢部分。甘薯叶被联合国亚洲蔬菜研究发展中心列为"十大抗氧化蔬菜"之一，在日本与美国也被列为"长寿食品"。

依据台湾"农粮署"的资料，甘薯叶所含的营养成分可以去除血液中三酸甘油酯，降低胆固醇，还有防治高血压、退肝火、利尿等功效。甘薯叶的膳食纤维柔细，能促进肠胃蠕动，帮助消化，增加饱腹感，因而能减少热量摄取，有助于糖尿病患者控制血糖。甘薯叶的成分中几乎不含草酸或其他不良物质，是任何体质都能食用的健康蔬菜。

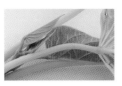

嫩芽：没有褐变的才是新鲜的地瓜叶。

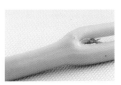

叶柄：长而明显，纤维多，有些人习惯在料理前将其剥除。

灰分 1.3%　**碳水化合物** 4%

蛋白质 3.22%
脂肪 0.25%
矿物质 0.68%
维生素 0.03%

20 Kcal /100g

水分 90.52%

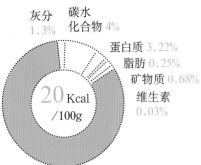

叶片：薄而软，颜色翠绿有光泽，很容易因保存不当而干瘪，或因挤压而产生黑褐色的折痕。

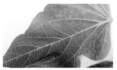

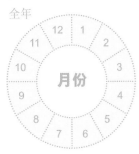

当季最营养：

全年

12 1 2 3 4 5 6 7 8 9 10 11

月份

日常处理：

甘薯叶并不是耐储存的蔬菜，能当天食用是最好的。保存前先去除捆绑菜叶的橡皮筋，让菜叶松开以免内部腐烂，再用干净的袋子或牛皮纸包起来放冰箱，并在2～3天内食用完毕，以免叶子变黄不再新鲜。

精选最美味：

叶子鲜绿，切口处没有干瘪或黄叶，嫩芽的地方没有变成黑褐色，就是新鲜的地瓜叶。

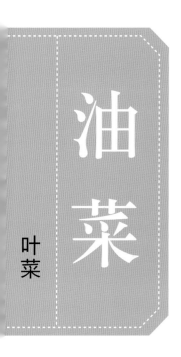

油菜

叶菜

低热量好吸收 补充牙齿及骨头钙质

油菜中所含丰富的β-胡萝卜素，进入体内后会转换成维生素A，具有保护视力的作用。油菜中的钙质对孕妇以及成长中的儿童也非常重要。油菜质地鲜嫩可口，营养丰富，可称得上是蔬菜中的佼佼者。油菜适于拌、烧、炒、泡、腌，或在冷盘中作配料使用。

油菜古称芸薹，其种子可用来榨油，同时也是冬季休耕时稻田中重要的绿肥。古时的人们用其籽压榨取油，用油涂抹头发可让头发黑亮；煮食，可治腰脚麻痹。而食用油菜则有清热解毒、散血消肿之功效。

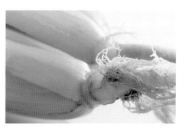
叶柄：呈淡绿色，肥厚多汁口感脆。

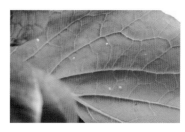
叶片：呈深绿色，表面光滑有光泽。

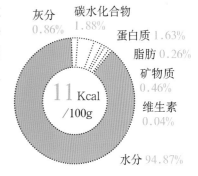

灰分 0.86%
碳水化合物 1.88%
蛋白质 1.63%
脂肪 0.26%
矿物质 0.46%
维生素 0.04%
水分 94.87%

11 Kcal /100g

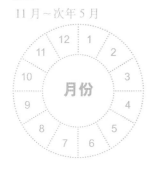

当季最营养：

11月～次年5月

月份

12 1 2 3 4 5 6 7 8 9 10 11

日常处理：

油菜的叶子厚实，比其他叶菜耐储存。新鲜且未经泡水的油菜，使用牛皮纸或干净的袋子包好，放入冰箱约可保存3～5天。表面潮湿的油菜是浸泡过或水洗过的，需当天食用。

精选最美味：

选购叶片直挺，鲜绿有光泽，没有萎烂或枯黄的油菜。市售油菜多以捆绑或袋装方式贩卖，外观有水伤或黄叶太多的都是不新鲜的。

芥
菜

叶
菜

芥菜含有丰富的维生素 A、B 群和钙、磷、铁等矿物质。依生长与食用的部位不同，芥菜可分为叶芥菜、根芥菜与茎芥菜三类。大叶芥菜就是年节期间所吃的"长年菜"。以料理用途来说，大叶芥菜适合做汤炖煮，小叶芥菜则可炒食，或做成类似雪里蕻的腌渍菜。芥菜非常适合与油脂多的肉类一同烹煮，如排骨或鸡肉，不但能吸收油脂，还可让汤头变得鲜美甘甜。

包心芥菜的叶柄肥厚，在盛产季节除了鲜食之外，也常被加工成酸菜。根芥菜的食用部位是其肥大的根头，一般都只供加工厂腌渍成榨菜头再上市。茎芥菜即大心菜，主要的食用部位是其特别肥大的茎干。

灰分 碳水化合物
0.96% 3.6%

蛋白质 1.51%
脂肪 0.17%
矿物质 0.47%
维生素 0.04%

16 Kcal
/100g

水分
93.25%

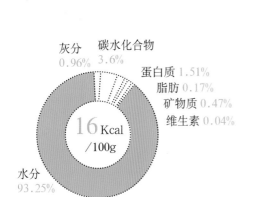

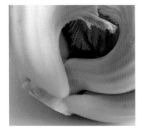

叶柄：呈淡绿色，肥厚，口感脆嫩。

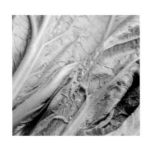

叶片：呈深绿色，表面多皱折。

改善咳嗽痰多　助发汗　不可生食

食用芥菜有发汗的作用，能治疗头痛、感冒。感冒时不妨将芥菜与姜片同煮，有缓解的作用。从中医的观点来看，芥菜味辛性温，具有开胃、促进食欲、改善咳嗽痰多、胸膈闷胀等作用。但有痔疮或疮伤蓄脓，以及眼睛发炎等症状时不宜多食。

◎ 还有这些品种 ◎

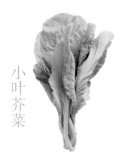

小叶芥菜

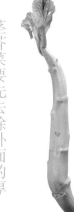

茎芥菜要先去除外面的厚皮再料理。

儿菜（娃娃菜）是芥菜侧生的嫩芽。

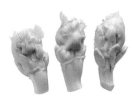

炖汤用的包心芥菜，食用其肥厚的叶柄。

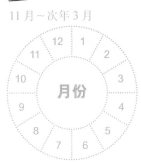

当季最营养：

11月～次年3月

月份

12 1 2 3 4 5 6 7 8 9 10 11

日常处理：

使用牛皮纸或干净的袋子包好，放入冰箱约可保存 5～7 天。包心芥菜因已去除叶子的部分，可保鲜较久，包好后放冰箱约可保存 7～10 天。

精选最美味：

选购食用叶片的芥菜时要挑叶片完整有光泽的，不选软塌或枯黄的。炖汤用的包心芥菜，主要食用的是肥厚的叶柄，要选择叶柄新鲜饱满的。茎芥菜要选茎干粗壮挺直的。

芥蓝

叶菜

芥蓝，闽南语俗称"格蓝菜"，含有极丰富的维生素 A、C 及钙质、蛋白质等营养。芥蓝的特点是叶片厚实，表面带有粉质，不沾水，怎么清洗都是粉白色的。

芥蓝虽然稍带苦味，但能刺激食欲，具有清血及促进皮肤新陈代谢的作用。食用芥蓝还可以防止黑色素沉淀，补充皮肤养分，保护眼睛。芥蓝的粗纤维则能帮助消化，防止便秘，是任何体质都能放心食用的蔬菜。

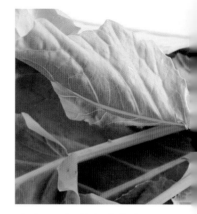

叶片：肥厚的绿叶带有一层粉质的光泽。

灰分 1.08%
碳水化合物 3.27%
蛋白质 2.12%
脂肪 0.37%
矿物质 0.57%
维生素 0.08%
18 Kcal /100g
水分 92.51%

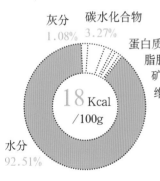

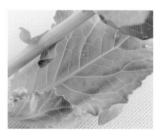

叶柄：与茎部质感相同，较一般蔬菜来得粗硬些。

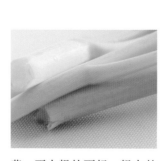

茎：不太粗的更好，粗大的茎前端的纤维通常会较老。

料理时加入少许糖 可去除苦味

目前台湾栽培的芥蓝大约有三种，即最常见的黑叶芥蓝、黄金芥蓝和白花芥蓝。市面上最常见的是黑叶芥蓝，其特征为体形小较耐热，以采收嫩枝为主，一年四季皆有栽培上市。黄金芥蓝叶片为绿色，或稍带绿黄色，只在冬春之际才有。白花芥蓝则以采收带有花苔的嫩枝为主，故又称芥蓝菜花。

◎ 还有这些品种 ◎

以采收带有花苔的嫩枝为主的芥蓝菜花。叶片为绿色，或稍带绿黄色，只在冬春之际才有。

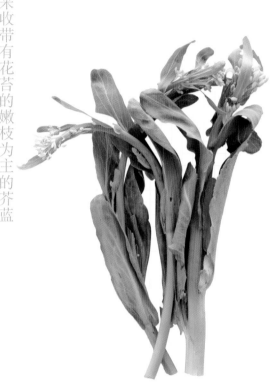

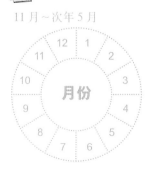 当季最营养：

11月～次年5月

月份
12 1 2 3 4 5 6 7 8 9 10 11

日常处理：

芥蓝并不是耐储存的蔬菜，叶片很容易黄化，采买时要以当日食用为原则。必须保存时要先去除捆绑的橡皮筋，让菜叶松开，再用干净的袋子或牛皮纸包起来放入冰箱，并于2～3天内食用完毕。

精选最美味：

新鲜芥蓝的叶片和茎上会有一层粉质的光泽，叶片颜色浓绿，花茎直挺有生气、没有萎烂或枯黄。

上海青

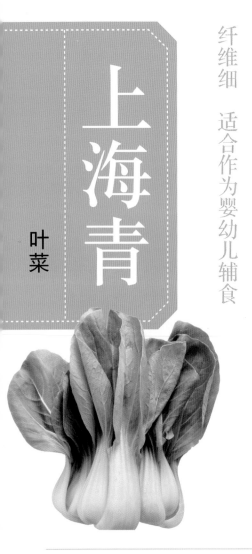

叶菜

纤维细 适合作为婴幼儿辅食

　　上海青又称青江菜、青梗、小油菜，叶柄宽厚，形状弯曲似汤匙，因而闽南语称为"汤匙菜"。

　　上海青和小白菜一样，生长期很短，专业栽培从播种到收成只需一个月左右，因而价格稳定，一年四季都可以买到。除了快炒、氽烫等，上海青也可做包子，同时也是蔬食料理"花素蒸饺"的主要材料。上海青纤维细嫩，很适合婴幼儿，对于不爱吃青菜的小朋友，可以把上海青细末混合剁碎后的肉包成馄饨，不只能开胃，还可预防便秘。

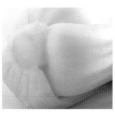

叶柄：厚实，前端呈弯曲状，容易聚集灰尘及药剂，清洗时要特别留意。

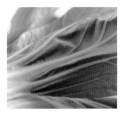

叶片：色泽鲜绿。

灰分 0.91%　碳水化合物 2.04%
蛋白质 1.42%
脂肪 0.14%
矿物质 0.43%
维生素 0.03%
水分 95.03%

10 Kcal /100g

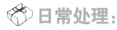

📅 当季最营养：

全年（盛产期 9 月 ~ 12 月）

月份
（12 1 2 3 4 5 6 7 8 9 10 11 的圆盘）

🎁 日常处理：

　　表面干爽未经水洗的上海青，可以连同塑料袋一同冷藏保存 2 ~ 3 天。但为避免蔬菜在贩售的过程中脱水，通常都会先清洗或浸水，这种湿淋淋的蔬菜容易烂，必须当天料理。

💡 精选最美味：

　　叶片挺拔完整不破碎，色泽鲜绿有光泽，没有枯萎或黄叶的即为新鲜菜品。购买袋装蔬菜还要注意观察有无水伤或腐烂的情形。

落葵

叶菜

先以滚水焯过　可降低黏液感

　　落葵，又名木耳菜，其叶片肥厚、柔软，富含钙质，常吃可改善骨质疏松症。尤其是停经之后的妇女容易出现钙质不足的情况，多吃落葵可有效改善。

　　落葵抗病害力强，很少发生病虫害，栽培容易且生长快速，几乎不必喷洒农药。但其特有的黏液及些许腐泥味让有些人不喜欢。烹调前先焯水可降低落葵的黏液感及气味，或加入麻油、姜片、大蒜、辣椒等辛香料快炒，也可压抑其特殊的味道。

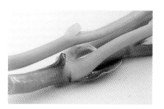

茎：嫩梢的茎纤维少、细嫩可食用，但越靠近底部的茎则较老，清洗前先去除。

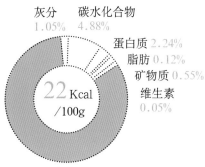

灰分 1.05%　碳水化合物 4.88%

蛋白质 2.24%
脂肪 0.12%
矿物质 0.55%
维生素 0.05%

22Kcal /100g

水分 91.11%

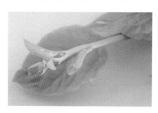

嫩梢：卷曲状，约 20cm 并带有薄而软的新叶。

📅 **当季最营养：**

全年

12 1 2 3 4 5 6 7 8 9 10 11

月份

🎁 **日常处理：**

　　带茎的嫩梢连同干净的塑料袋或纸袋包好，放入冰箱保存，并于 3～5 天内食用完，以免纤维因保存过久而继续老化。

💡 **精选最美味：**

　　落葵的贩卖方式有两种，一种是采取顶端约 20cm 左右的嫩芽，选购时要挑选没有水伤或枯萎的，叶片要鲜绿、靠基部的一端切口要新鲜。另一种是只采收叶片来贩卖，选购时只要挑叶片鲜绿完整，不发黄不干瘪的即可。

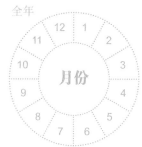

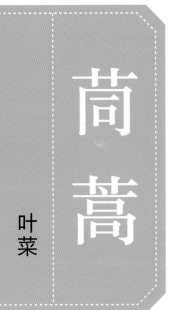

茼蒿

叶菜

茼蒿又称为春菊，含有蛋白质、糖类和维生素 A、C、B$_1$、B$_2$，以及矿物质铁、钙、磷、钾、锌和膳食纤维等营养素。茼蒿是冬春季节的蔬菜，在火锅料、蚵仔煎、咸汤圆里很常见。

市场上常见的茼蒿可分大叶和锯叶两种。以口感来说，大叶种口感细嫩较受消费者欢迎，也是市场上最常见的种类，因而想吃锯叶种茼蒿还得费心寻找。锯叶种茼蒿香气较浓，也有人称之为澎湖茼蒿。其色泽浓绿纤细如锯齿状，也有人说锯叶种的茼蒿是由日本引进的，因此也被称为日本茼蒿。

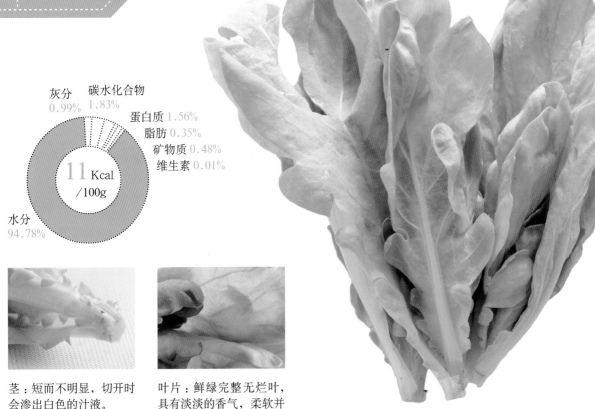

灰分 0.99%
碳水化合物 1.83%
蛋白质 1.56%
脂肪 0.35%
矿物质 0.48%
维生素 0.01%

11 Kcal /100g

水分 94.78%

茎：短而不明显，切开时会渗出白色的汁液。

叶片：鲜绿完整无烂叶，具有淡淡的香气，柔软并带有丝绒般的光泽。

茼蒿可给人体提供丰富的纤维素，还可增加饱腹感。其丰富的维生素 B、A、C 和矿物质等，可帮助肠胃消化，因而可作为慢性肠炎患者的辅助食疗蔬菜。用它煮成浓汤食用，可促进肠胃蠕动，消除积滞。而对于由寒气引起的伤风感冒、咳嗽多痰的症状，可与葱白、豆腐煮成汤趁热食用，不但能增强体力，且有驱寒、祛痰之效。

与葱白和豆腐一起煮汤 可有效祛寒

◎ 还有这些品种 ◎

锯叶种茼蒿
又称日本茼蒿，
抗病性佳，较
具野性。

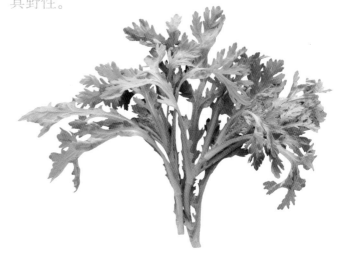

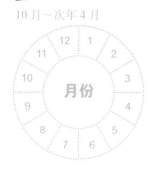

当季最营养：

10 月～次年 4 月

月份
12 1 2 3 4 5 6 7 8 9 10 11

日常处理：

最好购买叶片干爽无多余水分的茼蒿，因为茼蒿不耐储存，如果淋过水便容易烂，买回来后需当天食用。叶片干爽的茼蒿可用干净的牛皮纸或塑料袋包起来冷藏，并在 1～2 天内食用完。

精选最美味：

挑选叶片鲜绿完整，没有烂叶，外观饱满挺拔不枯黄的茼蒿。切口处有一点黄是正常的，只要不变黑即可。

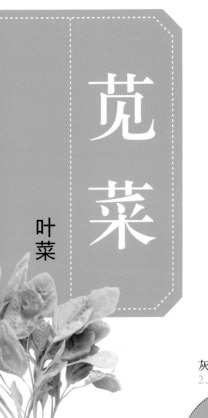

苋菜

叶菜

清除肠道废物　女人补铁小孩补钙

市场上常见的苋菜有红苋与青苋两大品种，它们容易栽培生长快速，抗病虫害的能力相当强，是全年生产的健康蔬菜之一。

苋菜的营养价值高，除了一般蔬菜所含有的膳食纤维之外，其极高的铁、钙含量一点也不输肉类食品。苋菜若能加上小鱼或鱼干来烹调，对儿童、青少年、孕妇会大有帮助，对素食者更是绝佳钙、铁来源。

苋菜的植酸、草酸含量并不高，但肾脏病患者最好焯水过后再吃，这样才不会摄取过量的钾。此外，苋菜属性较凉，容易四肢冰冷以及胃肠功能较弱的人不要吃太多。

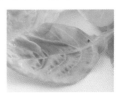

叶：有青绿色和紫红斑二种。

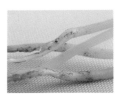

根：苋菜根部粗大富含营养，可洗净之后再料理。

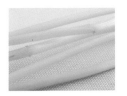

茎：浅绿色的茎虽长但很嫩。

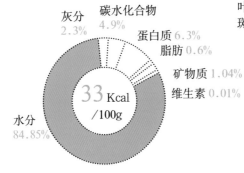

灰分 2.3%
碳水化合物 4.9%
蛋白质 6.3%
脂肪 0.6%
矿物质 1.04%
维生素 0.01%
33 Kcal /100g
水分 84.85%

 当季最营养：

全年

月份
12 1 2 3 4 5 6 7 8 9 10 11

日常处理：

苋菜叶片薄而软，不耐保存，购买回家应优先料理，或用干净的牛皮纸、塑料袋包起来冷藏，并于1～3天内食用完。

精选最美味：

叶片完整不碎烂，叶型大而有光泽，表面或叶背没有斑点的为佳。拿在手上感觉茎叶具有弹性，直挺向上的更新鲜。红色品种的苋菜叶色对比明显，青绿色品种则以青绿为佳。

鹿角莴苣

叶菜

口感脆 叶形如鹿角

叶用莴苣，又称生菜，鹿角莴苣则是其中之一，又称皱叶生菜。鹿角莴苣生长快速栽培容易，缺点是叶片薄而软，在运送过程中容易受损，因此在栽培的规模上远不及福山莴苣及长叶莴苣。至于营养上倒是大同小异，差别只在于口感而已。

◎ 还有这些品种 ◎

红叶鹿角莴苣

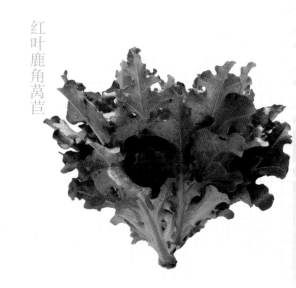

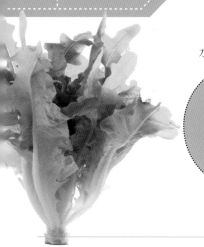

水分 94.02%

18 Kcal /100g

灰分 0.7%
碳水化合物 3.65%
蛋白质 0.85%
脂肪 0.3%
矿物质 0.45%
维生素 0.03%

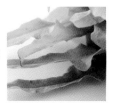

叶：薄而软，颜色深绿。

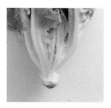

茎：短而不明显，切开时会有白色的汁液，接触空气后极易变黄。

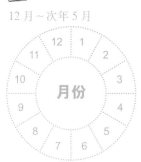

当季最营养：

12月～次年5月

月份

1 2 3 4 5 6 7 8 9 10 11 12

日常处理：

以干净的牛皮纸或塑料袋包裹，新鲜且未经水洗的莴苣可冷藏保存约3～5天。若保存过久叶子容易黄化，中心嫩叶则易腐烂。

精选最美味：

叶片鲜绿完整、不碎烂无水伤的为佳。

结球莴苣

叶菜

清除肠火

改善排尿不顺

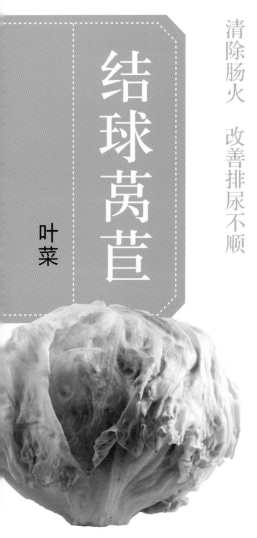

结球莴苣又称圆生菜。其叶片肥厚，层层包覆成球状，外形近似结球甘蓝，内部因缺乏日照而呈淡黄绿色，质地爽脆可口。结球莴苣适合生食，为汉堡、生菜沙拉所不可缺少的食材。

莴苣类蔬菜都具有解热、生津的效果，能清除肠胃火气，促进血液循环、增强新陈代谢，对于成长中的孩童有增进发育、强壮骨骼、预防便秘之功效。莴苣的钾含量高，对于排尿不顺的情形也有改善的作用。

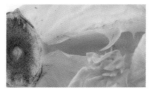

茎：短而不明显，刚切开时会有白色的汁液，接触空气后很容易变黄，因此有一点黄化是正常的。

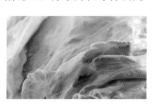

叶：深绿色的外叶，若担心农药残留问题，可适度去除 1 ~ 2 层。中心层层包覆的嫩叶则为浅绿色或淡黄色。

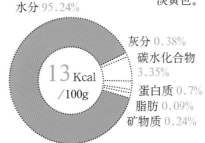

水分 95.24%

13 Kcal /100g

灰分 0.38%
碳水化合物 3.35%
蛋白质 0.7%
脂肪 0.09%
矿物质 0.24%

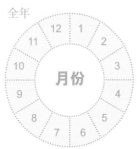

当季最营养：

全年

12 1 2 3 4 5 6 7 8 9 10 11

月份

🎁 **日常处理：**

结球莴苣属于较耐保存的莴苣，使用干净的袋子或保鲜膜包裹，冬天冷藏约可保鲜 7 ~ 14 天，夏天约 3 ~ 7 天。

💡 **精选最美味：**

叶色鲜绿，叶片完整无病斑，叶脉扁平者为佳。拿在手上需有重量感。

菊苣

叶菜

天然寡糖　不易被胃酸分解

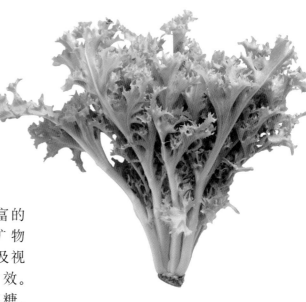

菊苣又名裂叶菊苣、苦菊，叶色浓绿卷曲，是有益肝脏的食物，也因此在民间被认为有养肝明目的效果，有"明目菜"之称。

菊苣含有丰富的钾、钠、镁等矿物质，对于视网膜及视神经有强化的功效。其特有的天然寡糖，内含丰富的 Bifidus 菌，不容易在胃部被分解破坏，可以完整地到达肠道，帮助肠道蠕动。

灰分 1.3%
碳水化合物 4.7%
蛋白质 1.7%
脂肪 0.3%
矿物质 0.64%
维生素 0.06%
水分 91.3%

23 Kcal /100g

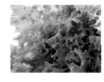

叶：深绿色的叶片细碎卷曲，非常美丽，颜色越深的部分苦味也越重。

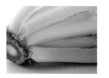

茎：短而不明显，切开时会有白色的汁液，接触空气后会褐变。

当季最营养：

11 月～次年 4 月

月份
1 2 3 4 5 6 7 8 9 10 11 12

日常处理：

用干净的牛皮纸或塑料袋包起来，新鲜未经水洗的菊苣，可冷藏保存约 3～5 天。若保存过久叶子容易黄化，中心嫩叶则易腐烂。

精选最美味：

颜色浓绿，拿起来感觉叶片挺直饱满，没有褐色斑点或水伤、腐烂的为佳。

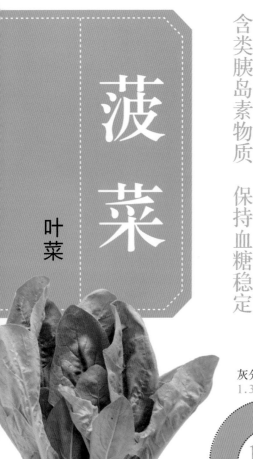

菜

叶菜

含类胰岛素物质 保持血糖稳定

市场上贩售的菠菜有角叶与圆叶两种。菠菜一年四季都有上市，但冬季的品质好价格相对便宜，夏季的菠菜与结球甘蓝通常在高山上栽培，因此价格较高。

菠菜中所含的矿物质主要是铁和钙，尤其在根部含量较高。一般认为菠菜不能跟豆腐一块煮，但近来的研究显示菠菜的草酸跟豆腐里的钙其实是相遇在肠道里而不是肾脏，一旦形成草酸钙则会随粪便排出体外，并不会被小肠吸收。

菠菜有补血、止血的效用，其中的叶酸可以改善贫血，胡萝卜素则有延缓细胞老化与保护眼睛的作用。此外，菠菜还含有一种类胰岛素的物质，能保持血糖稳定。

菠菜在烹调时会释放出丰富的维生素与矿物质，因此在烹煮时避免加入太多的水，以免营养流失。

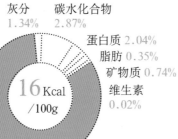

灰分 1.34%
碳水化合物 2.87%
蛋白质 2.04%
脂肪 0.35%
矿物质 0.74%
维生素 0.02%

16 Kcal /100g

水分 92.64%

根：呈白色或淡红色，许多营养物质都在菠菜的根中。

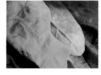

叶：颜色深绿饱含水分，叶缘有锯齿状与椭圆状两种。

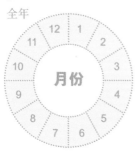

June 5 **当季最营养：**

全年

月份

12 1 2 3 4 5 6 7 8 9 10 11

日常处理：

菠菜叶子柔软易烂，采收时的清洗或挤压均会造成水伤，缩短保存的期限，因此尽量以当日食用为主。必须保存时可使用牛皮纸或干净的塑料袋包起来冷藏，并于 1 ~ 3 天内食用完。

精选最美味：

选购叶片干爽未经浸泡，菜叶肥厚浓绿有光泽、无水伤的菠菜。根部新鲜饱满略带红色，整体大小适中的即可。

福山莴苣

叶菜

能在体内中和酸性物质

福山莴苣的外形介于长叶莴苣和结球莴苣之间，有前者翠绿的大叶片，又有后者甜脆的口感，而且不容易变色，再加上售价低而受到消费者的欢迎。福山莴苣可炒可烫也可煮汤，其本身适应能力强，生长快速容易栽培，近年来已取代了茼蒿和其他绿色蔬菜，成为吃火锅时的主要蔬菜之一。

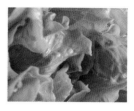

叶：颜色浅绿，如玫瑰花般层层包覆生长。

灰分 碳水化合物
0.7% 3.65%
蛋白质 0.85%
脂肪 0.3%
矿物质 0.45%
维生素 0.03%

18 Kcal /100g

水分
94.02%

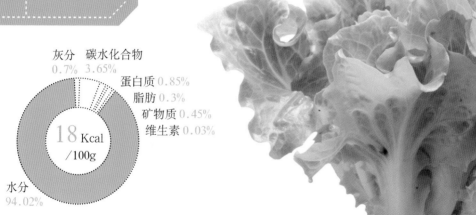

当季最营养：

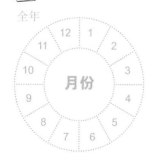

全年

月份
12 1 2 3 4 5 6 7 8 9 10 11

日常处理：

以干净的牛皮纸或塑料袋包起来，新鲜且未经水洗的莴苣可冷藏约 3 ～ 5 天。福山莴苣虽较其他莴苣耐储存，但若保存得太久叶子还是会黄化。

精选最美味：

叶片直挺饱满，光泽翠绿，没有黄化或褐色斑点的为佳。未经水洗的新鲜莴苣表面干爽较耐储存。

蕹菜

叶菜

经期及服用药物前避免食用

蕹菜又称空心菜，喜欢温暖湿热的土地，也可以长在水中，故又名水蕹菜。蕹菜有丰富的粗纤维，是由纤维素、木质素、半纤维素、胶浆及果胶等组成，具有促进肠道蠕动、通便解毒的作用。

蕹菜为碱性食物，可降低肠道酸度，预防肠道内的菌群失调。蕹菜中的叶绿素可洁牙防龋齿，美化皮肤。其所含丰富的钾，有降低血压的功效，因此患有低血压者不可多食。而蕹菜性寒，体虚及肠胃功能较差者，以及孕妇、女性经期者也不建议多食。

此外，服用药物或中药前，尽可能避免食用蕹菜，以免降低药性的吸收。

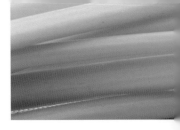

茎：中空状的茎节很长，嫩茎可以食用。

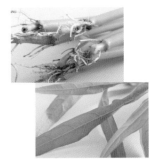

上／根：靠近根约 5～10cm 的部分纤维较粗糙，可切掉。下／叶：深绿色的狭长叶子，变黄的叶子要去除。

灰分 1.15%
碳水化合物 3.54%
蛋白质 2.01%
脂肪 0.25%
矿物质 0.61%
维生素 0.02%
水分 92.42%

17 Kcal /100g

📅 **当季最营养：**

全年

12 1 2 3 4 5 6 7 8 9 10 11

月份

🎁 **日常处理：**

尽可能当天食用，不要储存。必须保存时要先让菜叶松开，以免内部腐烂，再用干净的袋子或牛皮纸包起来放入冰箱，于1～2天内食用完。

💡 **精选最美味：**

叶片鲜绿有光泽，茎干直挺，无萎烂或枯黄等情形的为佳。

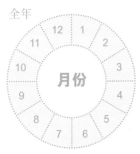

罗曼莴苣

叶菜

生吃可保留较多营养

罗曼莴苣原名 Romaine，一般音译为萝美或罗曼，叶片宽阔，中心的叶片包卷成球状，口感甜脆，为半结球形态的莴苣，也是凯撒沙拉中的重要食材。至于营养的部分，几乎所有的莴苣都含有丰富的维生素 A、B_1、B_2、C，叶绿素、钙、磷、铁及蛋白质。莴苣也是一种"亚硝酸盐阻断剂"，因此在三明治或汉堡中夹点莴苣，除了美味更可以吃得健康。

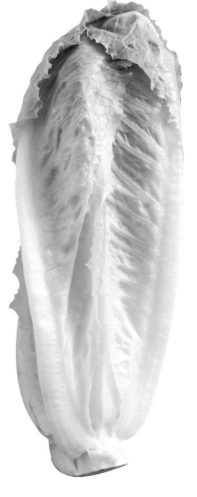

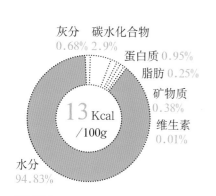

灰分 0.68%　碳水化合物 2.9%
蛋白质 0.95%
脂肪 0.25%
矿物质 0.38%
维生素 0.01%
13 Kcal /100g
水分 94.83%

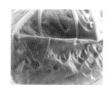

叶：外叶呈深绿色，中心的嫩叶则为浅绿色或淡黄色。

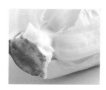

茎：短而不明显，切开时会有白色的汁液，接触空气后很容易变黄，因此切口有一点黄化是正常的。

当季最营养：

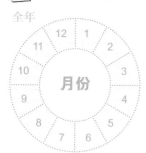

全年

月份
12 1 2 3 4 5 6 7 8 9 10 11

日常处理：

罗曼莴苣叶厚较耐保存，购买后连同外袋一起冷藏，冬天约可保存约 7 ～ 14 天，夏天约 5 ～ 7 天。

精选最美味：

叶片光泽翠绿，没有黄化或褐色斑点，拿起来感觉叶片直挺饱满的为佳。

果实
CHAPER3

这样吃最好

外观这样挑

　　果实类蔬菜最怕碰撞或挤压，一旦受伤，细菌由外皮进入便容易导致腐坏。因此在购买时要仔细检查果实的外观是否完整，有无凹凸不平、撞伤或虫蛀的痕迹。有些果菜如丝瓜、苦瓜等，要选择表面瓜纹或瘤状明显者。

　　最好挑选大小适中的果菜，太大的果实可能太老，纤维粗糙口感欠佳；太小的果实可能是产期的尾声，品质会下降，因此尽可能选购果形大小适中的果菜。

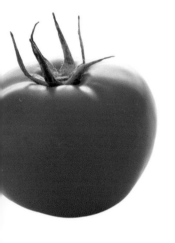

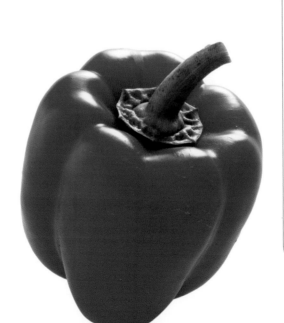

色泽这样选

　　表皮饱满有光泽，黯淡或是萎缩的果实都是新鲜度较差的。

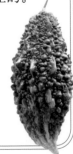

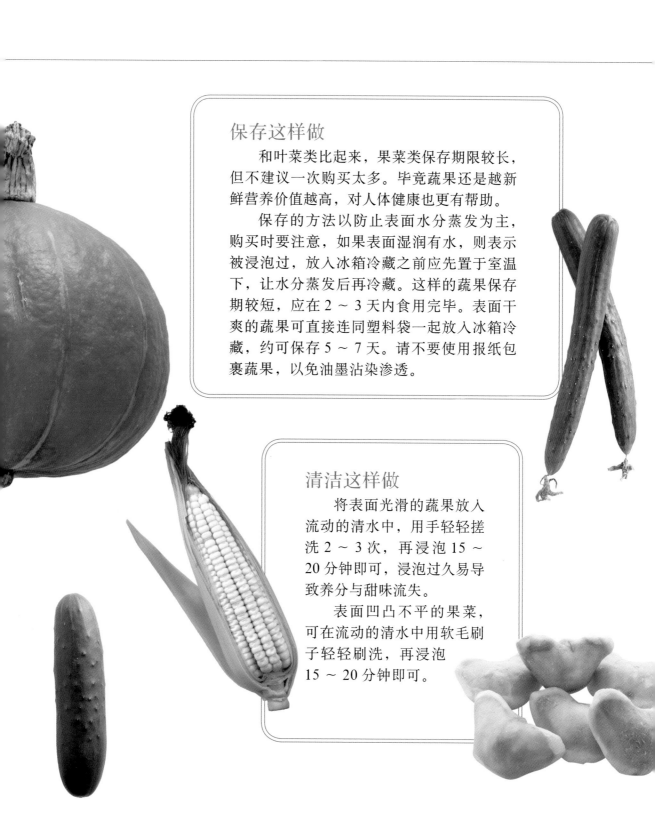

保存这样做

　　和叶菜类比起来，果菜类保存期限较长，但不建议一次购买太多。毕竟蔬果还是越新鲜营养价值越高，对人体健康也更有帮助。

　　保存的方法以防止表面水分蒸发为主，购买时要注意，如果表面湿润有水，则表示被浸泡过，放入冰箱冷藏之前应先置于室温下，让水分蒸发后再冷藏。这样的蔬果保存期较短，应在 2～3 天内食用完毕。表面干爽的蔬果可直接连同塑料袋一起放入冰箱冷藏，约可保存 5～7 天。请不要使用报纸包裹蔬果，以免油墨沾染渗透。

清洁这样做

　　将表面光滑的蔬果放入流动的清水中，用手轻轻搓洗 2～3 次，再浸泡 15～20 分钟即可，浸泡过久易导致养分与甜味流失。

　　表面凹凸不平的果菜，可在流动的清水中用软毛刷子轻轻刷洗，再浸泡 15～20 分钟即可。

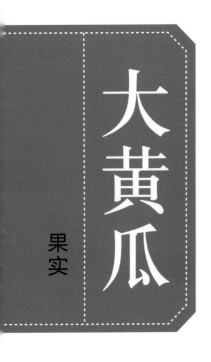

大黄瓜

高纤清肠道

果实

市面上的黄瓜有大黄瓜与小黄瓜两种。大黄瓜体形大表面较硬，料理时需先去皮去籽；小黄瓜则外皮细嫩适合生食，虽有刺疣，但却适合连皮带籽食用。

大黄瓜一般多以熟食的方式料理，或煮汤或炒食，大小黄瓜的营养成分其实大同小异，差别只在大小和口感而已。黄瓜含有相当丰富的钾、钙、磷、铁等矿物质与维生素 B、C，以及具有抗老化作用的维生素 E，能加速血液新陈代谢，可保持肌肉的弹性，增进肌肉组织的生长发育，防止血管硬化。瓜肉中含有的细纤维可加速肠道中废物的排出，降低胆固醇。

灰分 碳水化合物
0.33% 2.72%
蛋白质 0.68%
脂肪 0.14%
矿物质 0.14%
维生素 0.01%

12 Kcal /100g

水分 95.98%

尾端：较圆钝的口感较好。

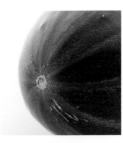

果肉：呈淡淡的绿色，水分多，籽很硬，需先去除再料理。

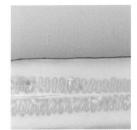

表皮：浓绿色带有突起的刺疣。

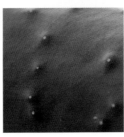

果梗：黄瓜的顶端带有些许苦味，料理前可将其切去约1 cm 左右。

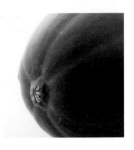

当季最营养：

4月～11月

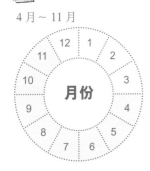

月份

12 1 2 3 4 5 6 7 8 9 10 11

日常处理：

瓜类表皮薄容易脱水，因此需用包装袋或保鲜膜包好再冷藏，可保存约5～7天左右，勿使用报纸以免油墨渗入。

精选最美味：

瓜身笔直、表皮浓绿，瓜体饱满硬实，无外伤的为佳。

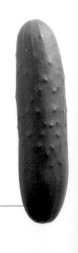

黄瓜

果实

体寒者不宜生食

黄瓜的最大特色就是热量低水分多，除此之外它还富含维生素 A、C 及钙、钾等营养素。多数的瓜类属性都较寒凉，具有清热解毒跟利尿的功效。体质燥热夏天容易口干舌燥的人可多吃黄瓜，可以消暑气。

便秘的人吃黄瓜也有帮助，而有青春痘困扰的人吃黄瓜可清热解毒。以中医的角度来看，黄瓜有利尿的作用，可用来消水肿。至于体质虚寒的人比较不适合生食黄瓜，最好热炒或煮熟后食用，也可在生食时加入蒜、姜汁，用以平衡小黄瓜较为寒凉的属性。

此外，很多爱美的女性喜欢拿黄瓜敷脸，要注意的是皮肤有伤口或青春痘化脓时千万别使用。黄瓜因含有维生素 C 跟感光物质，不要在白天使用。

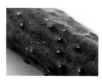

表皮：浓绿色带有突起的刺疣。

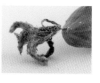

尾端：带有枯萎的花朵，代表瓜很鲜嫩。

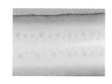

果肉：呈淡淡的绿色，水分多。

灰分 碳水化合物
0.44% 2.66%

蛋白质 1.06%
脂肪 0.19%
矿物质 0.22%
维生素 0.01%

13 Kcal /100g

水分
95.42%

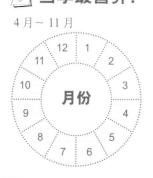

当季最营养：

4 月～11 月

月份
12 1 2 3 4 5 6 7 8 9 10 11

日常处理：

黄瓜表皮薄容易脱水，使用保鲜膜来保存时，黄瓜的表面若有水分应先擦干，否则很容易腐烂。冷藏可保存 5～7 天左右，勿使用报纸以免油墨渗入。

精选最美味：

瓜身笔直，表皮浓绿刺疣明显，瓜体饱满硬实，无水伤的为佳。若表皮泛黄有可能是太熟或鲜度较差，应避免购买。

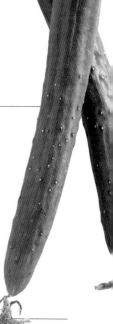

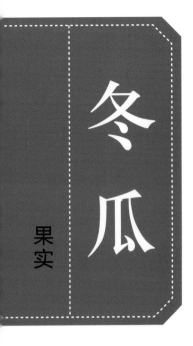

冬瓜

果实

帮助水分代谢

冬瓜含有维生素 C、B 群和碳水化合物、钙、镁、磷、铁、锌等矿物质，是低热量、高水分的蔬菜。此外，冬瓜的脂肪与钠含量也很低，对动脉硬化、冠心病、高血压、肾炎、水肿等疾病有辅助食疗的作用。

冬瓜的钠含量极低，是水肿病人的理想蔬菜。其含有丰富的维生素 C，可预防感冒并可养颜美容，还具有抑制病毒和细菌的作用。冬瓜还能抑制体内黑色素生成，是天然的美白润肤佳品。经常食用冬瓜能除去体内多余的水分，帮助循环代谢，也很适合糖尿病患者食用。

煮冬瓜时加点姜丝或姜片，可平衡其寒凉之性。但是久病未愈、严重腹泻，或病后体虚者还是不宜食用冬瓜。

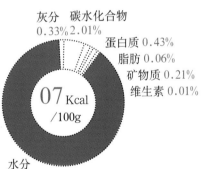

灰分 0.33%　碳水化合物 2.01%
蛋白质 0.43%
脂肪 0.06%
矿物质 0.21%
维生素 0.01%

07 Kcal /100g

水分 96.95%

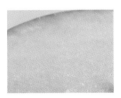

果肉：洁白紧实，饱含水分，靠近皮的部分为浅绿色。

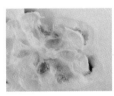

种子：不食用，料理前需将籽去除。

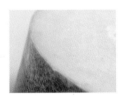

表皮：呈淡绿色，带有浅色花纹，刚采收的瓜表皮上细毛明显。

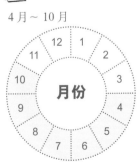

当季最营养：

4 月～ 10 月

月份

12 1 2 3 4 5 6 7 8 9 10 11

📦 **日常处理：**

连同瓜皮、瓜囊一起冷藏约可保存 3 ～ 7 日，料理前再去皮去籽。

💡 **精选最美味：**

冬瓜都是切片贩售的，购买时要注意果肉必须雪白紧实、饱含水分、不膨松，泛黄的冬瓜鲜度已差，不要购买。

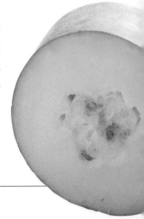

茄子

果实

有效降低「三高」风险

茄子含蛋白质、脂肪、膳食纤维、多种维生素和矿物质钙、磷、铁、钾等，以及丰富的胡萝卜素。茄子的蛋白质和钙的含量比番茄高出许多。此外，紫茄子的维生素P含量在蔬果中也是最高的。

维生素P是一种黄酮类化合物，可增强血管的弹性，防止毛细血管破裂，对预防小血管出血有一定的作用。经常吃茄子可保护心脏和血管，防止高血压、动脉硬化，预防坏血病，促使伤口愈合。

茄子含有葫芦巴碱及胆碱，在小肠内能与胆固醇结合排出体外。研究显示，茄子能抑制消化道肿瘤的增殖。由于紫色茄子中含龙葵碱较其他品种的茄子高，所以食疗抗癌以紫茄为佳。

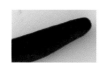

尾端：鲜嫩的茄子尾端呈圆钝形，若呈尖形表示茄子较老。

果肉：细白，种子不明显，一旦切开接触空气之后种子很快变成淡褐色。

果蒂：颜色饱满有光泽，不会萎缩或变黄。

表皮：颜色越深越好，颜色转淡的是较老的茄子。

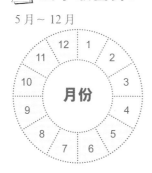

灰分 0.5%
碳水化合物 5.19%
蛋白质 1.16%
脂肪 0.09%
矿物质 0.28%
维生素 0.01%

20 Kcal /100g

水分 92.77%

当季最营养：

5月～12月

月份

12 1 2 3 4 5 6 7 8 9 10 11

日常处理：

茄子皮薄，表面容易脱水，需连同包装袋或用保鲜膜包起来再放入冰箱冷藏，新鲜的茄子大约可以保存3～5天。

精选最美味：

果蒂新鲜，表皮深紫有光泽，饱满有弹性，尾端呈圆形的茄子最新鲜且口感好。若表面感觉松软有皱痕的，通常是存放多日的。

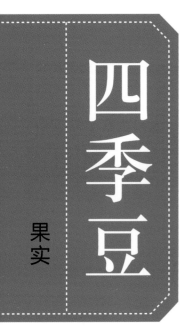

四季豆

果实

四季豆含有丰富的蛋白质、维生素C和铁、钙、镁、磷等矿物质。它具有美肤、提高注意力、促进生长等作用，对于成长中的孩童是非常好的蔬菜。其含有的大量铁质有造血补血的功效，有助于改贫血症状。

四季豆中的非水溶性膳食纤维可促进肠胃蠕动，防止便秘。中医则认为四季豆具有明目、助泻、消水肿的功效，脚部经常会浮肿的人不妨经常食用。

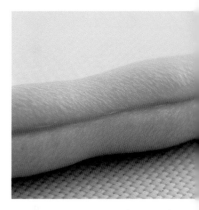

筋膜：较熟的豆荚两侧的筋膜纤维多，因此料理前务必要去除。嫩荚的筋膜不明显，可以不必去除。

灰分
0.48%
碳水化合物
5.99%
蛋白质 1.96%
脂肪 0.17%
矿物质
0.3%
维生素
0.01%

29 Kcal /100g

水分 91.09%

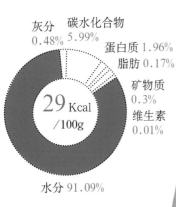

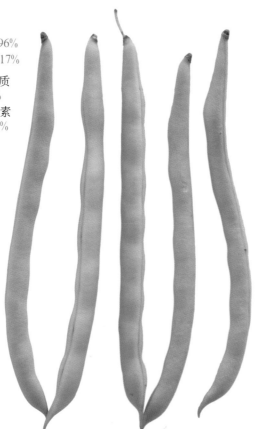

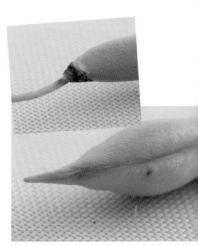

上／蒂头：保护豆荚不脱水，料理前需去除，嫩荚通常很容易折下，老荚则会有筋，可一并去除。下／尾端：嫩荚此部位的纤维并不明显，可以保留。

下半身水肿的救星

四季豆不可生食，生四季豆中含有皂甙（又称皂素）和豆素，皂素对黏膜具有刺激性，并含有破坏红细胞的溶血素；豆素是一种毒蛋白，生食对人体有害。这两种成分若烹调处理不当，容易引起恶心、呕吐或腹痛等不适症状，但煮熟后即可将有毒成分破坏。

此外，四季豆中的草酸在消化时与小鱼干中的钙结合，会形成人体无法吸收的草酸钙，影响钙质吸收。烹调前可先用滚水汆烫，或入热油锅炒至熟透。

◎ 还有这些品种 ◎

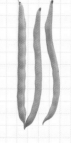

四季豆

细长形的豆荚，口感嫩脆水分多，嫩荚的筋膜不明显，适合大火快炒或油炸。

宽、扁形粉豆

细长形粉豆

豆荚果肉厚实，口感松软绵密，两侧筋膜明显，料理前需去除。

📅 当季最营养：

June 5

12月~次年5月

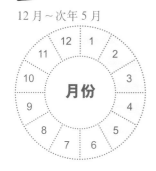

月份

🎁 日常处理：

豆类蔬菜耐储存，购买后连同包装袋一起放入冰箱下层的蔬果箱中可保存一星期以上。但放得太久豆荚会老化，表面也会产生黄斑，风味变差。此外，购买散装的四季豆要注意表面不可淋水，接触水分的豆子表面很容易产生黄斑，而且容易坏，最好在一两天内料理食用。

💡 精选最美味：

选购豆荚纤细紧实，颜色鲜绿有光泽的四季豆。肥大的豆荚虽不一定是老荚，但豆荚细瘦的口感通常较嫩。

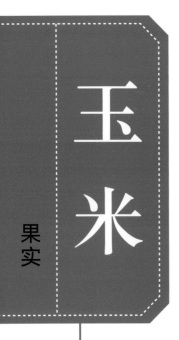

玉米

果实

玉米富含碳水化合物、维生素、蛋白质、脂肪、胡萝卜素以及磷、镁、钾、锌等矿物质，在当今被证实的最有效的50多种营养保健物质中，玉米就含有7种。刚采下来的新鲜玉米所含有的水分、活性物、维生素等各种营养成分也比老熟的玉米高很多，在贮存过程中，玉米中营养物质的含量会快速下降。

玉米所含的胡萝卜素、黄体素、玉米黄质为脂溶性维生素，加油烹煮能帮助吸收，更能发挥其保健效果。

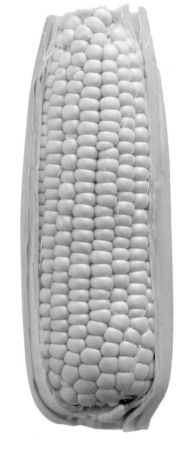

果肉：颜色越鲜黄越好，带点椭圆形的玉米粒比较嫩，口感较好。

灰分 0.73%
碳水化合物 18.43%
蛋白质 3.84%
脂肪 2.63%
矿物质 0.4%
维生素 0.01%
水分 73.96%

102Kcal /100g

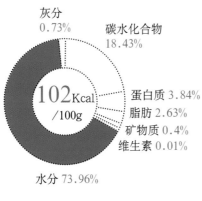

玉米须：用于利尿、消水肿，有降血压、血糖的功效，不过在使用前务必要彻底清洗干净。

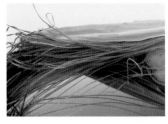

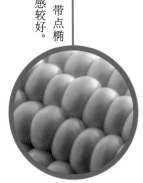

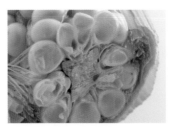

外叶：层层包覆着玉米的外叶具有保护作用，外叶颜色越鲜绿玉米越新鲜。

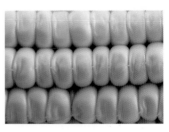

宽扁有凹痕的玉米粒比较熟，淀粉质多口感较硬。

手机族呵护眼睛必吃

玉米所能提供的钙几乎与乳制品中所含的钙差不多。此外，玉米中所含的胡萝卜素被人体吸收后能转化为维生素 A，具有防癌作用；植物纤维素则能加速致癌物质和其他毒物的排出。玉米所含的维生素 E 有促进细胞分裂、延缓衰老、降低血清胆固醇、防止皮肤病变的功能，同时有助于减轻动脉硬化。黄体素、玉米黄质可对抗眼睛老化。多吃玉米还能刺激大脑细胞，增强人的脑力和记忆力。

◎ 还有这些品种 ◎

糯玉米

有白色和紫色两种，口感如同糯米般软中稍带弹性，产量少季节短，适合蒸煮之后作为点心或零嘴。

玉米笋

是尚未长大的幼嫩玉米，洗净后整条或切片炒食。

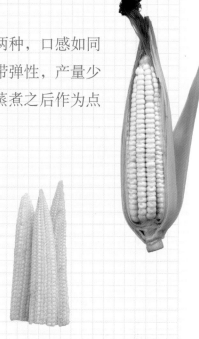

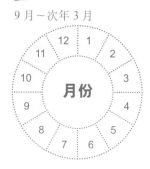

🗓 当季最营养：

9 月～次年 3 月

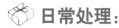
月份

(圆环数字：12 1 2 3 4 5 6 7 8 9 10 11)

🎁 日常处理：

玉米一旦采收下来甜味很容易随时间流失，保存的时间越久甜度越低，滋味也会变差。因此买回来的玉米要当天料理，或先氽烫再保存，如此一来才能保存其甜味。

💡 精选最美味：

选购外叶鲜绿的玉米，将外叶拨开检查里头的玉米粒是否饱满有光泽，是否均匀整齐无虫蛀。而外叶黄化、干萎的玉米甜味早已流失，没有购买的价值。

南瓜含有糖、淀粉、蛋白质、脂肪和维生素 A、B、C 及钙、铁、磷、钾、胡萝卜素等，在果类蔬菜中南瓜的营养价值是最高的。南瓜所含丰富的维生素 A 有助于视力保健，对成长中的青少年是不可或缺的维生素。

维生素 A 还具有抗氧化的作用，可防癌抗老化，并维持组织与器官的健康。维生素 A 是脂溶性的，可贮存于肝脏，不需每日补充。南瓜中有丰富的膳食纤维，可促进肠胃蠕动，有助顺利排便。

南瓜

果实

果肉：橙黄色，颜色越深甜度越高。

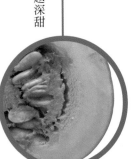

灰分 0.85%　碳水化合物 16.21%

66 Kcal /100g

蛋白质 2.01%
脂肪 0.21%
矿物质 0.52%
维生素 0.02%

水分 80.18%

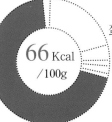

种子：肥大饱满的种子也可以煮食。

果皮：营养丰富可食用。

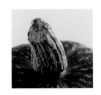

瓜梗：可调节果实中的空气并延长保存时间。

底部：是南瓜最薄的部位，由这里下刀较容易切开。

老瓜香甜可代替主食

南瓜中的淀粉、碳水化合物含量较高，在营养学分类上被归为主食类，并不属于蔬菜类，所以血糖较高或肥胖者应节制摄取。也就是说，吃了南瓜，米饭或面食就要少吃一点。

◎ 还有这些品种 ◎

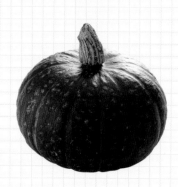

表皮深绿色的栗南瓜，水分较少口感似栗子。

常见的木瓜形南瓜，水分较多，品质稳定，价格便宜。

当季最营养：

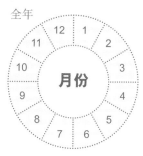

全年

月份

12 1 2 3 4 5 6 7 8 9 10 11

日常处理：

放在凉爽干燥的地方室温保存即可。切开后未吃完的南瓜不要碰到水，直接用保鲜膜或牛皮纸包起来放入冰箱冷藏，并尽快食用。

精选最美味：

瓜形整齐匀称，外表完整无虫蛀或黑点，表皮坚实，具有重量感的为佳。不同品种的南瓜表皮颜色不同，颜色深、有光泽都是日照充足、生长良好的瓜。

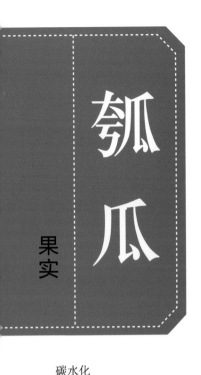

果实

保骨健齿消火气

瓠瓜又名扁蒲或葫芦，富含 $\beta-$ 胡萝卜素、维生素 A、C 以及葡萄糖、矿物质，并含有钙、磷、铁及糖类，可帮助维持骨骼及牙齿的健康，尤其适合正值发育期的孩童食用。

成年人常吃瓠瓜不但可保骨健齿，还能让体力充沛。此外，瓠瓜热量极低，还含丰富的水分，对于水肿虚胖的人可说是药食兼优。尤其在炎热的夏天容易心浮气躁、火气上升，吃瓠瓜可利尿消水肿、鼓胀等。瓠瓜果肉中的种子也有润肠、消炎等作用。

市场上常见的瓠瓜以小葫芦形和长条形为主，瓠瓜的滋味虽然清淡，但只要善加料理，多焖煮一下，很容易就能煮软。柔软多汁的瓠瓜容易消化，牙齿不好者不妨多吃瓠瓜来取代叶菜类，以增加纤维的摄取量。

瓠瓜除了可以煮食和炒食外，亦可刨丝用来作为饺子类的馅料，质地柔软清香、风味特殊。瓠瓜高纤低热量，对讲求营养均衡的人来说是极好的健康食品。

碳水化合物 4.04%
蛋白质 0.49%
灰分 0.31%
脂肪 0.13%
矿物质 0.14%
维生素 0.01%

16 Kcal /100g

水分 94.88%

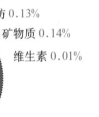

果肉：粉白色含有种子，种子可以食用。

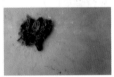

果脐：有时会残留枯萎的花蒂，通常花蒂会随着运送或储存而脱落。

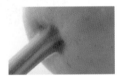

果梗：鲜绿饱满，不会萎缩或枯黄。

📅 当季最营养：

4月～12月

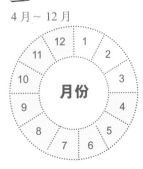

月份

📦 日常处理：

瓠瓜采收后极易老化，未料理前应连同包装袋或牛皮纸放入冰箱。若需分次煮食需保留外皮再切开，未食用的部分需用保鲜膜包好，以免脱水。

💡 精选最美味：

表皮有细微绒毛且有重量感的为佳，如果绒毛脱落殆尽且表皮受损失去光泽，则新鲜度较差，但不至于不能食用。

秋葵

果实

果胶阻断脂肪及胆固醇的吸收

秋葵又名羊角豆，其所含有的蛋白质、维生素及矿物质含量均高于一般蔬菜。

秋葵中丰富的黏液属于一种糖蛋白质的粘蛋白，能治疗胃炎和胃溃疡，对于因压力或刺激所引起的过敏性肠胃炎有安定效用。其所含丰富的钠则对关节僵硬有辅助食疗的效果。

秋葵可食用的部分是嫩果荚，有绿色和红色两种，常吃秋葵对青壮年和运动员而言，可消除疲劳、迅速恢复体力。秋葵富含锌、硒等微量元素，能增强人体防癌、抗癌的能力。

秋葵还含有丰富的维生素 A，有益于视网膜健康、维护视力。其丰富的膳食纤维会让我们食用后产生饱腹感。秋葵黏液里的果胶还可以降低人体对其他食物脂肪和胆固醇的吸收，并帮助机体排除毒素。

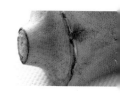

梗头：刚采下来的果实顶端有明显细毛，有些种类还会刺人，清洗时要注意，或在料理前将其切除。

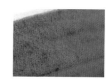

表皮：颜色翠绿带有绒毛感。

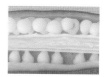

种子：白色圆形，鲜嫩可食；成熟的种子是黑色的，可用来播种不能食用。

碳水化合物 7.5%
蛋白质 2.06%
灰分 0.5%
脂肪 0.11%
矿物质 0.41%
维生素 0.01%

28 Kcal /100g

水分 89.41%

📅 当季最营养：

5 月 ～ 9 月

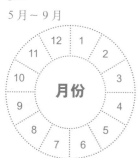

月份

12 1 2 3 4 5 6 7 8 9 10 11

📦 日常处理：

用保鲜袋装好冷藏，并于 2 ～ 3 日内吃完。秋葵表面若有水分，保存时则容易腐烂。

💡 精选最美味：

表皮有细毛，颜色翠绿无损伤或褐色斑点，长度约在 6 ～ 8cm 左右的秋葵滋味和口感最佳。

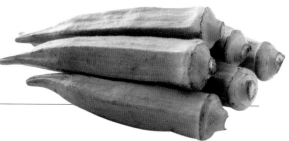

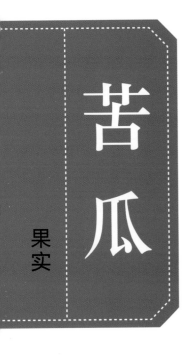

苦瓜

果实

苦瓜含有蛋白质、糖类和维生素 B、C 及钙、磷等营养素。近年的研究显示，苦瓜所含的苦瓜碱对许多肿瘤有抑制作用，因而被视为抗癌蔬菜之一。多吃苦瓜可调节体内代谢、增强免疫功能、促进皮肤愈合。

苦瓜可以生吃，也可以熟食。生吃有清热去火、清心明目的作用；熟食可以滋阴养血、健脾补肾。虽然苦瓜加热后会损失一部分维生素 C，但因为加入了佐料及其他食材，味道没有生吃那么苦，因而更可口。

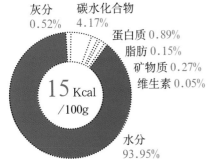

灰分 0.52%
碳水化合物 4.17%
蛋白质 0.89%
脂肪 0.15%
矿物质 0.27%
维生素 0.05%
15 Kcal /100g
水分 93.95%

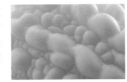

果皮：果粒突出，饱满结实有光泽，颗粒越大越好。

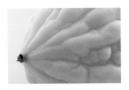

尾端：新鲜的苦瓜尾端也会很完整，不会有萎烂或受伤等情形。

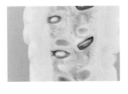

种子与内膜：去除白色的绒层内膜可降低苦味。种子不食用，料理前需去除。

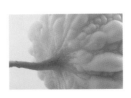

果梗：刚采收不久的苦瓜，果梗切口新鲜完整，萎缩或干瘪的表示已储存一段时间了。

苦瓜碱抗癌美肤

苦瓜中富含的膳食纤维和维生素C相当于番茄的3倍。维生素C是优秀的抗氧化剂，有预防坏血病、防止动脉粥样硬化及保护心脏等作用。苦瓜有清火解热、刺激胃液分泌的功效，有利于消化和增进食欲。

至于坊间有人声称苦瓜可以治疗糖尿病，其实并没有什么科学证据能证明。

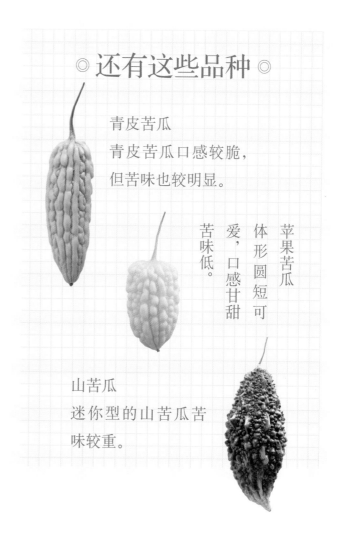

◎ 还有这些品种 ◎

青皮苦瓜
青皮苦瓜口感较脆，但苦味也较明显。

苹果苦瓜
体形圆短可爱，口感甘甜苦味低。

山苦瓜
迷你型的山苦瓜苦味较重。

📅 当季最营养：

5月～10月

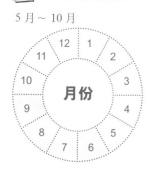

月份

🎁 日常处理：

苦瓜不耐久放，即使冷藏也会继续熟化，果肉会变得松软不再新鲜。买回来的苦瓜要尽快冷藏，并在两三日之内料理。

💡 精选最美味：

选择瓜体硬实、果粒突出、饱满结实有光泽的苦瓜，颗粒越大越好，且外表没有受损为佳。外皮颜色白里透红是过熟的苦瓜，口感松软滋味较差，要避免选购。

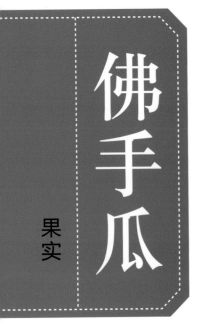

果实

佛手瓜

小孩吃了变聪明

佛手瓜是龙须菜的果实，于夏秋收成，其他季节则以采收嫩芽龙须菜为主。佛手瓜营养丰富，含有维生素C、A和钾，并含有微量元素锌，有助于预防前列腺疾病，还有利尿排钠、扩张血管、降血压等功能。

佛手瓜所含有的矿物质锌有助于儿童智力的发展，常食佛手瓜可以提高智力。佛手瓜原产于南墨西哥及中美洲、西印度群岛等地，其瓜形底部有数道凹陷的纹路，乍看之下酷似佛像的手弯曲的样子，故名佛手瓜。

佛手瓜在果类蔬菜中可说是非常有营养的，虽然吃起来清淡滋味稍显不足，较不受孩童青睐，但若与肉类或豆腐、香菇等红烧，便是一道下饭的好菜。

灰分 0.24%
碳水化合物 4.61%
蛋白质 0.65%
脂肪 0.16%
矿物质 0.14%

19 Kcal /100g

水分 94.2%

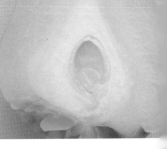

果肉：淡绿色有清香味，切口的地方很容易分泌汁液，接触空气过久会褐变，一切开就要尽快下锅。

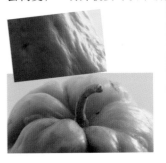

上／表皮：浅绿色有光泽，嫩瓜皮薄可连皮料理，成熟的瓜皮纤维多，故要先削皮。
下／上端：新鲜的瓜果梗完整，不会萎缩或脱落。

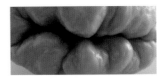

底部：嫩瓜的底部无裂开的情形，反之看得到裂缝中的种子就是老瓜，老瓜纤维粗口感差。

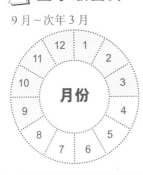

当季最营养：

9月～次年3月

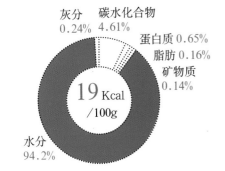

月份
12 1 2 3 4 5 6 7 8 9 10 11

日常处理：

佛手瓜属于耐储存的蔬果，2～3日内食用则放置室温保存即可。放置过久瓜体会继续熟化变老、发芽，冷藏才能保持鲜嫩。

精选最美味：

佛手瓜依表皮颜色可分为浅绿、深绿两种。有些人偏爱浅绿的品种，认为它纤维较少；而有人喜欢深绿品种认为它滋味更佳。选购体形约拳头般大小，表皮细致饱满有光泽，无虫叮咬的痕迹或受损的佛手瓜。拿在手里有重量感，不会松软或干瘪及脱水等情形的即可。

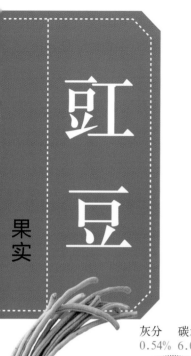

豇豆

防止骨质脆弱疏松

果实

豇豆不仅钙、磷含量丰富，且不含草酸，很容易被人体吸收，有助于预防骨质疏松，还能促进大脑发育，有益智健脑之功效。成熟的豇豆剥去外荚可与大米共煮当成主食，也可与其他食材搭配料理，或制成豆沙做糕点馅料用。

豇豆富含维生素 C 群，能维持正常的消化腺分泌和胃肠道蠕动，抑制胆碱活性，帮助消化，增进食欲。豇豆还含有易于消化吸收的优质蛋白质及多种维生素、微量元素等，对于脾胃虚弱、食欲不佳的孩童或年长者是很好的食材，且具有补中益气之功效。

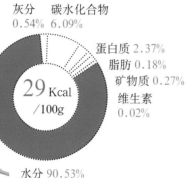

灰分 0.54%
碳水化合物 6.09%
蛋白质 2.37%
脂肪 0.18%
矿物质 0.27%
维生素 0.02%

29 Kcal/100g

水分 90.53%

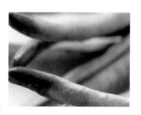

豆荚尾端：细尖完整，没有萎缩或枯黄。

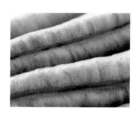

豆荚：颜色依品种而不同，有光泽且表皮无损伤，豆荚带有一层果肉的豇豆成熟度刚好。

📅 当季最营养：

4月~10月

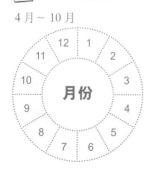

月份

🎁 日常处理：

2 ~ 3 日内食用的以塑料袋装好放入冰箱，需保存 4 ~ 7 天时，用保鲜膜包好。放置太久豆荚会继续老化，滋味变差。

💡 精选最美味：

豆荚饱满但柔软有弹性，拿在手上自然下垂，表面可见到豆仁隆起的豇豆口感最好。蓬松的豆荚表示豆仁过熟，应避免购买。

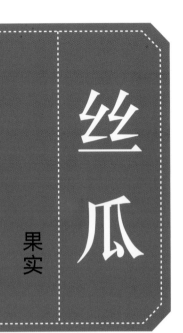

丝瓜

果实

丝瓜含有蛋白质、纤维素、钙、磷、铁、胡萝卜素等，其中维生素 B_2 的含量在果类蔬菜中名列前茅。此外，丝瓜还含有较多植物黏液脂、木糖胶、瓜氨酸等成分，药用价值很高。丝瓜中的维生素 B 群有助于儿童脑部发育及中老年人健康；维生素 C 能保护皮肤，使皮肤洁白细嫩，对于抗坏血病及预防各种维生素 C 缺乏症均有所帮助。

丝瓜水分丰富且性寒，体质燥热者建议适量食用，而体质虚寒或胃功能不佳者则尽量少食，以免造成肠胃不适。丝瓜宜烹煮熟透后再食用，以防所含的植物黏液及木胶质刺激肠胃。

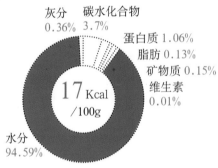

灰分 0.36%
碳水化合物 3.7%
蛋白质 1.06%
脂肪 0.13%
矿物质 0.15%
维生素 0.01%
水分 94.59%

17 Kcal /100g

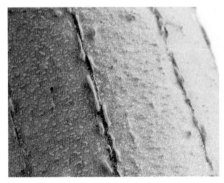

外皮：呈鲜绿色，带有凹凸的纹路，颗粒感强，料理前要先去皮。

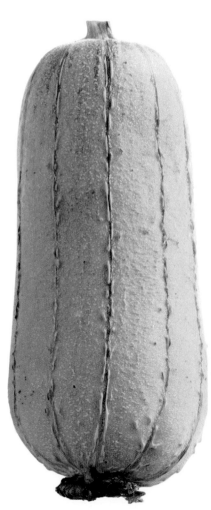

嫩瓜滑顺 老瓜可当菜瓜布

丝瓜喜欢炎热的气候，夏季为其盛产的季节。在夏天多吃丝瓜可帮助清热消暑、降火气。我们所食用的是未熟的丝瓜嫩果，肉质细嫩，甘甜可口，具有清热、化痰、凉血、解毒的功效。而老熟的丝瓜是早期的洗涤用品，也就是俗称的"菜瓜布"，在传统市场还可以买到。

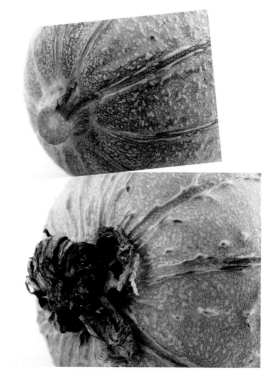

上／果梗：刚采收不久的丝瓜果梗切口新鲜完整。
下／花蒂：尾端残留着花蒂表示非常鲜嫩。

 当季最营养：

全年

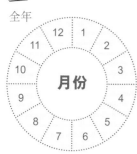

月份

12 1 2 3 4 5 6 7 8 9 10 11

📦 **日常处理：**

整条丝瓜用报纸包好，可在冰箱内存放 1～2 周。切开的丝瓜可用保鲜膜包好，并于一周内吃完。

💡 **精选最美味：**

果梗切口新鲜完整，尾端残留着花蒂，表皮有凹凸纹路和粗糙颗粒的是嫩丝瓜。丝瓜外皮因品种的不同而有鲜绿、浅绿之分，要挑选表皮完整有光泽的丝瓜。用手拿拿看，较重的含水多，口感也较好。

甜椒

果实

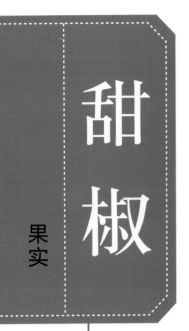

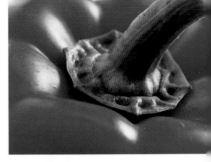

甜椒又称柿子椒，有绿、红、黄、紫等颜色，含有维生素A、B、C和胡萝卜素等多种营养物质，具有促进消化、防止便秘、帮助脂肪代谢等功效。甜椒富含铁质，有助于造血。其所含的维生素B较番茄多，而维生素C又比柠檬多。

上／顶端：新鲜的甜椒果蒂完整不萎缩，顶端凹陷的部分容易残留农药，料理时需切除。

维生素A、C可增强身体抵抗力，夏天多食用甜椒可防止中暑。甜椒可促进脂肪的新陈代谢，避免胆固醇附着于血管，同时对于防治坏血病、牙龈出血、贫血等病症有辅助食疗效果。

右上／种子：米白色，料理前要将种子与内膜去除干净。右下／尾端：甜椒头大尾小，尾端凹陷，由于生长的方向是向下的，因此尾端不会有农药残留的问题，只要洗净即可。

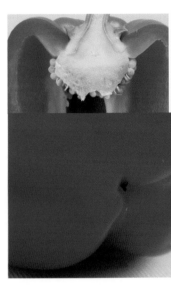

果肉：越厚口感越好，选购时用手捏捏看，外皮越结实的果肉越厚，肉薄的捏起来比较软。

碳水化合物 6.06%
灰分 0.41%
蛋白质 1.04%
脂肪 0.45%
矿物质 0.25%
维生素 0.11%

24 Kcal / 100g

水分 91.68%

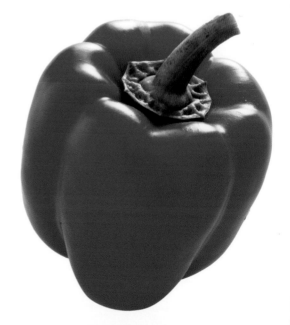

夏日多食可防中暑

甜椒含有促进毛发、指甲生长的硅元素，常吃能强化指甲及滋养发根，对人体的泪腺和汗腺也能产生净化作用。此外，甜椒还可促进黑色素的新陈代谢，降低黑斑、雀斑的形成。

甜椒中所含有的胡萝卜素与维生素 D 可增进皮肤抵抗力，防止产生面疱和斑疹。甜椒可生食亦可熟食，生食维生素 C 多，但用油炒的方式可增进维生素 A 的摄取。炒的时间则不宜太长，快炒快吃效果更好。

◎ 还有这些品种 ◎

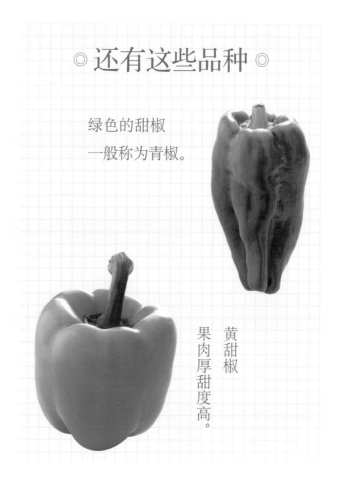

绿色的甜椒

一般称为青椒。

黄甜椒

果肉厚甜度高。

当季最营养：

12 月~次年 5 月

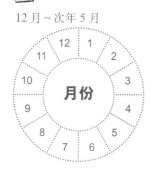

月份

12 1 2 3 4 5 6 7 8 9 10 11

日常处理：

购买后连同塑料袋一起冷藏，以免果实因水分蒸发而变软。保存前外皮若有水分要先擦干，以免保存时发生腐烂的情形。新鲜的甜椒约可保存 7～10 天。

精选最美味：

体形匀称完整，表面光滑有光泽，无外伤或褐斑，果蒂无腐坏、变黑或脱落，果实饱满结实的为佳。萎蔫或黯淡的都是不新鲜的甜椒。

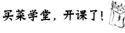

菱角

果实

水中落花生 抗癌治酸痛

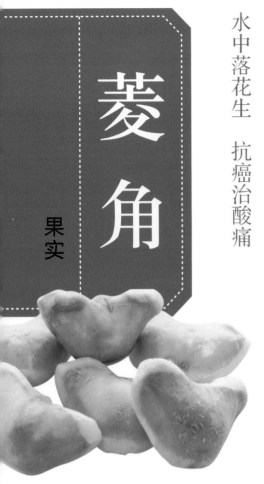

菱角是秋天的健康美食，含有丰富的淀粉、蛋白质和维生素 B_2、C 及钙、铁、磷等多种矿物质。菱角的营养价值高，可以蒸煮替代谷类食物食用，有益肠胃，非常适合体质虚弱者、老人与成长中的孩子。

古人认为吃菱角能补身保健康，还可以治疗腹泻、腰腿筋骨酸痛等疾病。菱角具有抗癌作用，还可补益肠胃、增强体力。而根据中医的说法，吃菱角对五脏、脾胃有滋补的效果，食用后有助气血通畅。

菱角原产于欧洲与亚洲的温带地区，在台湾的栽培历史相当久远。未成熟的菱角外壳偏红，里头的肉质鲜嫩水分多。一般去壳后贩卖，作为蔬菜食用。成熟后的菱角外壳为紫黑色，含丰富的淀粉。由于菱角生长在泥水中，务必先蒸煮熟透之后再食用。

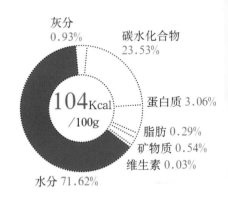

灰分 0.93%
碳水化合物 23.53%
104 Kcal /100g
蛋白质 3.06%
脂肪 0.29%
矿物质 0.54%
维生素 0.03%
水分 71.62%

果肉：新鲜菱角果肉粉白，干爽不黏滑。

当季最营养：

9 月～12 月

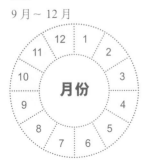

月份

12 1 2 3 4 5 6 7 8 9 10 11

日常处理：

去壳的新鲜菱角容易坏，若无法在 1～2 日内料理则必须冷冻保存。冷冻可保存相当长的时间，烹煮时不需解冻，直接使用即可。

精选最美味：

购买去壳的新鲜菱角前要闻一下气味，若有酸味或发酵的气味则不可购买。带壳的菱角要选饱满色泽深的，用手压压看，成熟的菱角较硬，淀粉多，口感最好。

荷兰豆

果实

口感爽脆　促进肠胃蠕动

荷兰豆的豆荚厚实，在未成熟时豆仁就已饱满，因此豆荚显得圆鼓鼓的。荷兰豆甜度高，就算是生吃也无豆腥味。

荷兰豆与甜豆与可以说都是同一种豆，差别只在于品种的不同。

豆类蔬菜的营养成分以蛋白质为主，其他如糖类，维生素 A、B、C，矿物质钙、磷、铁等含量也很丰富。荷兰豆与甜豆多在冬春之际盛产，主要食用其嫩果荚，在春节前后市场也可见成熟的荷兰豆贩售。成熟的荷兰豆以剥取里头的豆仁为主，老化的果荚是不食用的。

荷兰豆以快炒为佳，较能保存丰富的维生素 C。

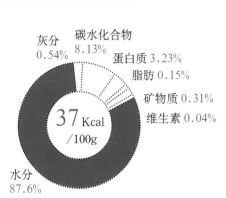

灰分 0.54%　碳水化合物 8.13%　蛋白质 3.23%　脂肪 0.15%　矿物质 0.31%　维生素 0.04%　水分 87.6%

37 Kcal /100g

尾端：清洗后将尾端连同筋膜一起去除。

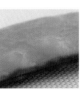

豆荚：为主要的食用部位，两侧带有筋膜，料理前需先去除。

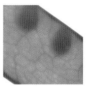

豆仁：以食用豆荚为主时，豆仁小于0.5cm表示豆荚非常鲜嫩。

蒂头：新鲜的蒂头外形完整，颜色鲜绿；蒂头对豆荚有保护作用，防止脱水，保存时不可先行去除。

 当季最营养：

11月～次年3月

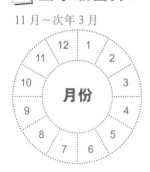

月份

 日常处理：

购买散装的荷兰豆时要注意不选泡过水的。洒过水的荷兰豆坏得快，要当天烹煮才行。购买表面干爽的荷兰豆，连同塑料袋一起放冰箱可保存7～14天，但尽早食用才能吃出鲜甜滋味。

精选最美味：

选择豆荚扁平、种子不明显、颜色翠绿、表皮完整的荷兰豆，无损伤或黄斑，拿起来感觉饱含水分，不会软塌或干瘪的为佳。

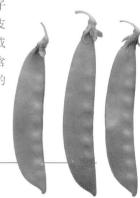

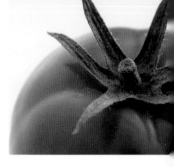

番茄

果实

番茄含有维生素 A、C、E 及铁、钙、番茄红素等营养物质。维生素 C 可以预防感冒、治疗坏血病。而番茄红素是一种让番茄变红的天然色素，是一种很强的抗氧化剂，可防止自由基生成和保护血管。

人体无法制造番茄红素，必须从饮食中获得。其实许多水果都富含番茄红素，尤其是红肉水果，如木瓜、红肉西瓜等，但番茄仍是其最好的来源。

许多专家学者研究证实，番茄红素可以帮助人体预防多种癌症的发生，包括前列腺癌、乳腺癌及大肠癌、直肠癌、胃癌等，并能降低心血管疾病发生的概率。番茄红素能提高人体免疫力、预防癌症、活化细胞，还有延缓衰老、美容护肤以及塑身的功效。

果蒂：新鲜的番茄果蒂完整，不过番茄是采收熟后还会继续熟化的蔬果，即使果蒂呈萎缩干燥，也不会影响风味。

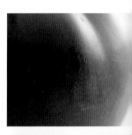

果皮：表面光滑有光泽，颜色分布均匀。

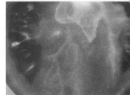

左／黑柿番茄：表皮颜色黑绿，底部有一点红，常作为水果食用。右／种子：为数众多的种子也有营养，不必去除，尽可能完整地食用番茄。

果肉：成熟的番茄果肉为红色且水分多，若番茄外皮还有一点绿，不妨多放些时日，有些人特别偏爱此种绿中带红的番茄。

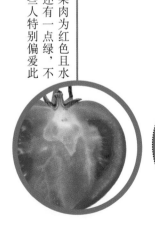

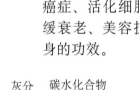

灰分 0.5%
碳水化合物 4.13%
蛋白质 0.77%
脂肪 0.05%
矿物质 0.26%
维生素 0.02%

16 Kcal /100g

水分 94.27%

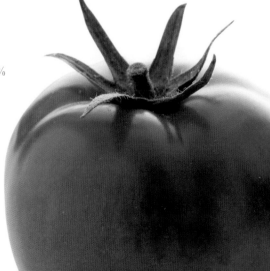

愈吃愈年轻的天然回春果

番茄高效的抗氧化作用，还能清除人体内导致衰老的自由基，帮助预防紫外线，减少皮肤色素，同时还能帮助肌肤平衡水分及油脂分泌。

成熟的番茄或是烹煮过的番茄，番茄红素含量会较新鲜生番茄多，因此吃煮熟的番茄比生吃番茄好处更多。而尚未成熟的番茄含有的酸性成分会增加肾脏的负担，对人体健康也有不良影响。没成熟的青番茄有毒，不可生食。

◎ 还有这些品种 ◎

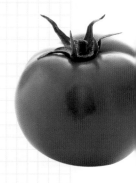

黑柿番茄
与整颗鲜红的牛番茄不同，黑柿番茄的底部有一点红、表皮颜色黑绿带红，颜色鲜明，此种番茄风味最佳，且耐储存，可置于室温直到整个变红。

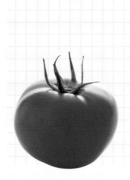

牛番茄
属于较耐热的品种，夏天于高冷地栽培，果肉偏硬。由于果实本身就是红的，所以购买时要依软硬度来判断成熟度。

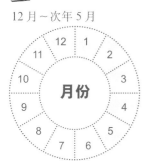

当季最营养：

12月～次年5月

月份

（圆环月份：12 1 2 3 4 5 6 7 8 9 10 11）

日常处理：

番茄的盛产期是冬春两季，在此季节里天气寒冷，室温保存即可。若番茄出现腐坏的现象，应马上和其他完好的番茄分开，以免腐坏的细菌传染到其他番茄。有腐坏情形的番茄不可食用。

夏天的番茄需保存于冰箱，但也不宜过久，最好在5～7天内用完。

精选最美味：

当日食用的番茄要挑选颜色鲜红、软硬适中的；愈红的番茄中番茄红素的含量愈高，营养素也愈完整。太硬、太绿的番茄熟度不够，可存放于室温，直到整个变红微软即可食用。

水果
CHAPER4

这样吃最好

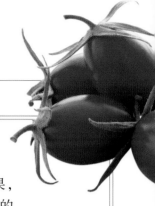

外观这样挑：

  即使是当季盛产的水果，随着采收时的成熟度、保存的时间与方式的不同，会影响水果的品质。成熟度刚好的水果，表皮饱满有光泽，果形完整、具有重量感和怡人的香气。反之，果皮黯淡无光、萎缩、质地变得太软，都是存放太久、鲜度降低的表现，除非是立即食用，否则不要购买。

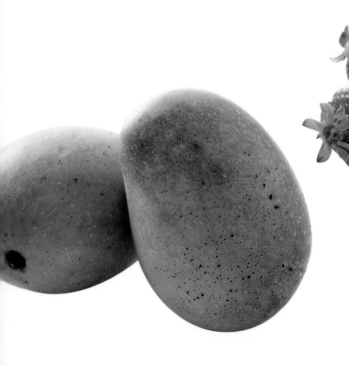

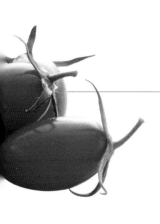

保存这样做：

　　未成熟或厚壳的水果可静置于室温里保存，已成熟水果应放入冰箱冷藏。

　　木瓜、香蕉、凤梨、番荔枝等，为了方便运输和储藏，会在果实约八九分熟时提早采收，只要放置室温，或用报纸包起来放至阴凉处约 1 ~ 2 天，这类水果会继续熟化、变黄、变软，即可食用。买回来的水果若成熟度刚好，应趁新鲜食用。

　　夏天建议尽量在 1 ~ 3 天内吃完，冬天约 5 ~ 7 天。水果存放愈久，营养会逐渐流失，风味也会变差。若暂时不食用，应冷藏保存。

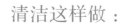

清洁这样做：

　　水果的果皮多少都残留些许农药，因此不论去皮与否都需要在食用前放在流动的清水中清洗 2 ~ 3 次。而连皮吃的水果除了清洗之外，还应浸泡 10 ~ 20 分钟。

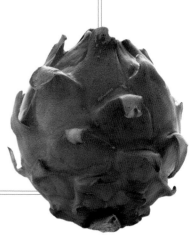

樱桃番茄

水果

樱桃番茄的糖分比大番茄高出许多，主要作为水果食用。樱桃番茄含有维生素 A、C、E 和番茄红素、铁、钙、纤维素等营养物质。其大量的柠檬酸和丰富的维生素能够净血，增加血液的碱度，有助于清除体内的毒素，同时也可促进排泄系统的功能。

樱桃番茄适合和蛋白质食物一起食用，或与其他的蔬菜水果拌成沙拉食用。番茄红素具有捕捉自由基的能力，而越红的番茄中番茄红素含量越高，但一次饮用大量的番茄汁或生吃番茄，并不能使血清中的番茄红素浓度上升。

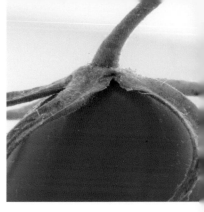
果蒂：完整或枯萎都不要紧，只要番茄表面光滑，颜色分布均匀就可安心选购。

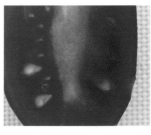
种子：可食用，富含营养。

灰分 0.77%　碳水化合物 7.14%
蛋白质 0.97%
脂肪 0.22%
矿物质 0.33%
维生素 0.05%
28 Kcal /100g
水分 90.52%

果肉：成熟的樱桃番茄果肉颜色分布均匀、软硬适中、水分多。

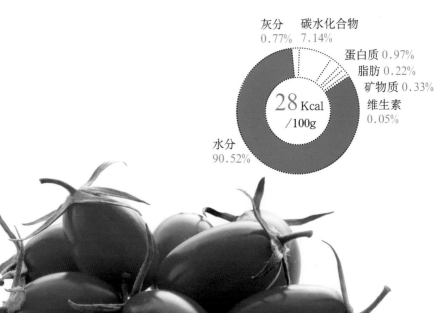

与油质一起烹煮 营养加倍吸收

番茄红素和油脂同时烹煮，才容易被人体吸收。因为番茄红素本身为脂溶性化合物，在加热的过程中才容易释放出来。

饭后生食番茄，虽然对番茄红素的吸收有限，但可健脾开胃、生津解渴，对健康也有所助益。

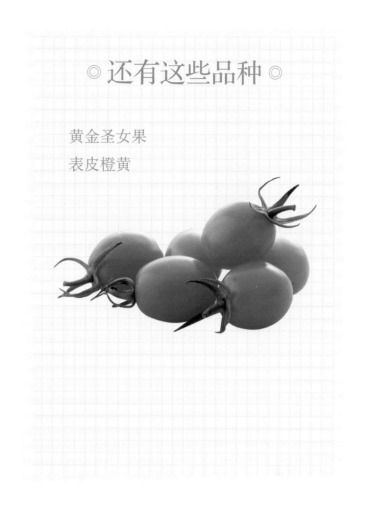

◎ 还有这些品种 ◎

黄金圣女果
表皮橙黄

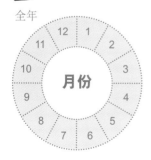

当季最营养：

全年

月份

12 1 2 3 4 5 6 7 8 9 10 11

日常处理：

冬春季节的樱桃番茄室温保存即可，保存期间如发现腐坏的现象应马上除去，因为腐坏的部分会传染其他的番茄。夏季气温高，樱桃番茄要放冰箱冷藏，并于5～7天内食用完毕。

精选最美味：

樱桃番茄依品种不同，颜色有红、橙黄或黄色等。一般来说，色泽越深表示受到的日照越充足，甜度也会较高。购买时以表面光滑、颜色鲜艳，没有受伤或太软为原则挑选。

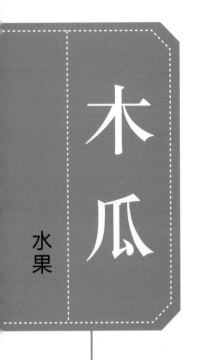

木瓜

水果

木瓜含有丰富的膳食纤维、蛋白质和维生素 A、B、C 及钙、钾、铁等营养物质，热量低，并含有丰富的木瓜酵素，能分解蛋白质，帮助消化。木瓜果汁可润滑肌肤、预防坏血病。木瓜原产于热带美洲，喜欢炎热的气候，主要在夏秋季节开花，冬季为果实盛产的季节。

一株木瓜树可以依序由下而上开出许多的花蕾，果实成熟的顺序也不一，所以全年都有木瓜收成，只是风味略有不同。大抵来说，秋冬之际的木瓜品质较好，甜度高，价格也便宜。

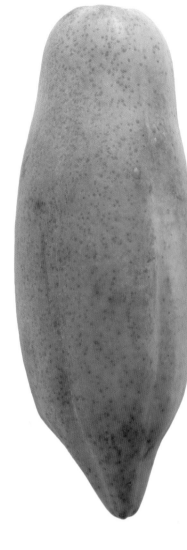

果肉：橙黄色，切开时会渗出少许白色汁液。

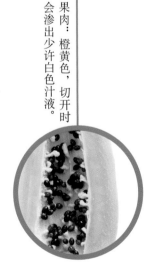

灰分 0.41%
碳水化合物 10.08%
蛋白质 0.51%
脂肪 0.06%
矿物质 0.25%
维生素 0.06%
36 Kcal /100g
水分 88.63%

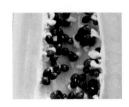

种子：成熟的木瓜种子是黑色的，具备发芽的能力。

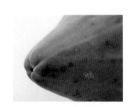

果皮：金黄至橙黄色，并带有少许香气。

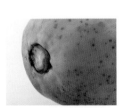

果梗：成熟的木瓜靠近果梗的地方会先软化。

夏季产量多　秋冬甜度高

除了黄澄澄的成熟木瓜之外，市场亦有贩卖青绿色未成熟的木瓜。此种青木瓜主要作为蔬菜食用，可凉拌、煮汤或炒食等，用途广泛。在夏天因台风使蔬菜价格上扬之际，青木瓜是不错的替代品。

东南亚国家的人们喜爱食用佐以鱼露辣椒凉拌的青木瓜丝，在炎热的季节吃起来开胃又消暑。

◎ 还有这些品种 ◎

青木瓜
是木瓜未成熟的果实，主要当作蔬菜料理，或腌渍后食用。

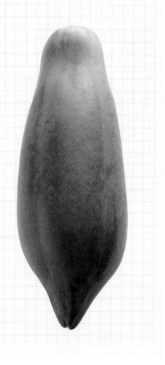

当季最营养：

全年

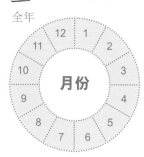

月份

日常处理：

外皮尚有青绿颜色的木瓜，可使用报纸包裹在室温条件下存放，直至表皮完全转黄。若靠近果梗的地方已软化，就该尽快食用，或放入冰箱冷藏。

精选最美味：

果皮细致光滑，绿中带黄或橙，果实具有重量感，外表无瘀伤或霉斑、腐烂等为佳。成熟的木瓜，靠近果梗的地方会先行软化，因此可作为判断其是否可立即食用的依据。

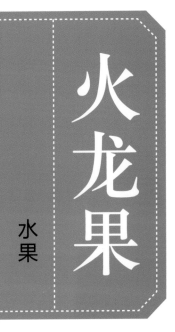

火龙果

水果

碳水化合物 12.61%

灰分 0.51%

蛋白质 1.07%

脂肪 0.3%

矿物质 0.29%

维生素 0.01%

48 Kcal /100g

水分 85.21%

帮助排出体内重金属　体寒者要小心食用

火龙果含有大量的维生素及钙、磷、铁等矿物质，是很好的天然维生素来源。此外，火龙果还有一般植物少有的植物性蛋白质、花青素和丰富的水溶性膳食纤维。

植物性蛋白质是一种具有黏性和胶质性的物质，在人体内遇到重金属离子时会与重金属离子结合，由排泄系统排出体外，达到解毒的作用，对胃壁也有保护作用。

花青素则有抗氧化、抗自由基和抗衰老的作用，尤其以红肉品种的火龙果花青素含量最丰富，非常适合女性食用。虽然食用过多排出的尿液或粪便会偏红，但并不会对人体造成危害。水溶性膳食纤维有助于润肠，火龙果对于容易便秘的人来说是很适合的水果，更是糖尿病患者少数可摄食的水果之一。

火龙果的种子内富含不饱和脂肪酸、抗氧化物质及各种营养素，但容易腹泻或体质虚寒的人要适量食用。

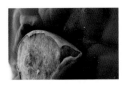

梗头：鲜绿的梗头代表刚采收不久。若是颜色变得干枯，通常是存放较久的。

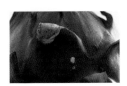

表皮：红色肉厚的果皮，一般都不食用。

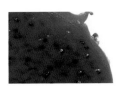

种子：黑色的种子为数众多，有人专门收集种子作为播种迷你盆栽之用。

当季最营养：

6月~12月

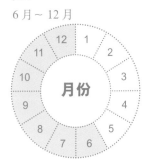

月份

日常处理：

新鲜的火龙果较耐储存，可放在室温下催熟。较为成熟的火龙果需用报纸包好，放入冰箱冷藏并于2~3日内食用。

精选最美味：

果实饱满匀称有光泽、具有重量感，叶芽之间的距离越大越好。颜色越红越好，梗头的绿色的部分也要鲜绿的为佳。若是绿色部分变得枯黄，通常是存放较久的。

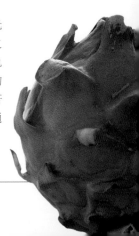

西番莲

水果

鼻过敏患者的好选择

西番莲，又名百香果，其果实具有特殊的香味，且含有人体所需的17种氨基酸、多种维生素、类胡萝卜素以及微量元素等，营养价值很高。除了生食之外，西番莲还可加工制成果汁、果酱、果冻，风味独特。西番莲的果皮可作为饲料和粹取果胶，根、茎、叶均可入药，有消炎止痛、活血强身、滋阴补肾、降脂降压等疗效。

西番莲是一种非常特殊的水果，我们所食用的并不是它的真果肉，而是里头橙黄色的囊状水包，一般也称为假种皮。

在台湾低海拔的山林间常可见野生的西番莲，虽然体形小些，但果汁甜度颇高。市售西番莲主要以紫红皮种为主，黄皮种较为少见，主要因黄色果皮的西番莲果汁较酸，适合打成果汁后滤渣再加蜂蜜饮用。

但在一些东南亚国家，或许因气候土壤较为合适，黄皮种的西番莲吃起来是很甜的。若家中有栽种植物的空间，种上一株西番莲也是不错的。

碳水化
合物
10.7%

灰分
0.7%

蛋白质 2.2%

脂肪 2.4%

矿物质 0.29%

维生素
0.03%

58 Kcal
/100g

水分 83.68%

左／种子与果肉：橙黄色的果肉，是保护种子的种衣，又称为假种皮。种子不易消化，胃肠不好的人最好饮用滤渣后的果汁。右／果梗：新鲜不脱落。

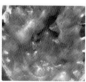

左／侧膜：白色的侧膜与凸起的胎座相连，虽无特殊滋味但富含营养，可和果肉一起食用。右／果皮：厚实的外皮依品种的不同，颜色由浅褐色至深褐色。

当季最营养：

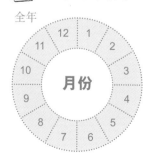

全年

月份

日常处理：

西番莲厚厚的硬壳非常耐储存，室温存放即可。但当表面出现干皱的情形时，要尽快食用，存放过久外壳有发霉现象时，就不要再食用。

精选最美味：

外皮饱满硬实颜色深、有光泽、拿起来有重量感，果梗新鲜不脱落的为佳。如外皮有干皱情形的西番莲，是因存放较久而产生的脱水现象，只要没有发霉情形，里头的果肉多半都是完好的。

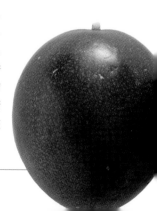

西瓜

水果

西瓜含有蛋白质、胡萝卜素、蛋白酶、叶酸，以及丰富的维生素和矿物质等。西瓜具有清凉解热、利尿消炎、降低血压与美容养颜之功效。西瓜所含有的蛋白酶可帮助肾脏病人吸收养分，对于肾炎也有辅助疗效。

西瓜与番茄一样含有丰富的茄红素，炎炎夏日来上一片西瓜或一杯西瓜汁，清凉止渴又消暑。但是糖尿病及感冒患者则不宜吃西瓜。西瓜内的糖分及其利尿作用会增加糖尿病患者肾脏的负担，导致血糖、尿糖增高。而有感冒症状时吃西瓜则会加重病情。另外，西瓜含水分多，吃太多时会冲淡胃里的胃酸，引发胃炎。

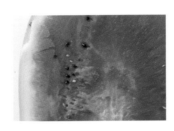

种子：黑色的种子不容易消化，避免食用。

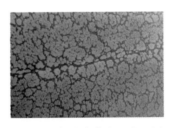

果皮：绿色的表皮之下有一层厚实的白色瓜皮，可如冬瓜般料理或制成腌渍小菜。

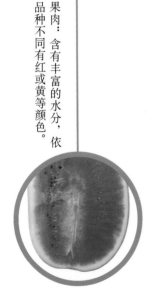

果肉：含有丰富的水分，依品种不同有红或黄等颜色。

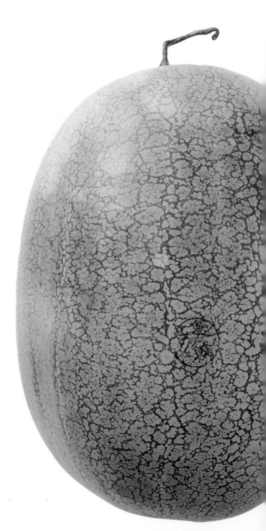

糖尿病及感冒患者要避免食用　晚上西瓜吃易腹疼

西瓜属于生冷食品，脾胃虚寒或消化不良、容易腹泻者，下午之后不宜再食用，尤其是晚餐后食用西瓜易引起半夜腹痛不适。

灰分 0.25%
碳水化合物 8.06%
蛋白质 0.76%
脂肪 0.07%
矿物质 0.15%
维生素 0.01%
32 Kcal /100g
水分 90.7%

◎ 还有这些品种 ◎

黄肉西瓜（剖面图）
中小型的黄肉西瓜，果实呈球形，绿底带深绿条纹，肉质细嫩，甜美多汁，皮薄而籽少，品质极优。

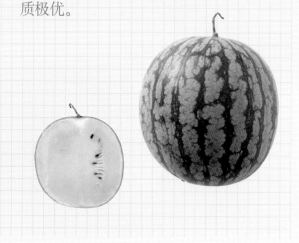

当季最营养：

4月～12月

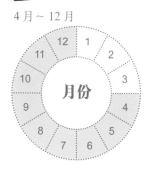

月份

日常处理：

未切开的西瓜可保存于通风凉爽的地方。切开的西瓜容易吸收其他食物的气味，需使用保鲜膜包好冷藏，并于1～3天内食用完毕。

精选最美味：

脐部和瓜蒂凹陷较深、瓜身饱满的为佳。品质较优的西瓜表皮颜色鲜明、具有光泽，绿色的条纹更宽，用手轻拍有如击鼓的清脆声音。

芒果含有丰富的维生素 A、C 以及钾等矿物质，都是人体必需的营养素，具有保护眼睛、上呼吸道与消化道黏膜的作用。有研究显示，常吃芒果可降低胆固醇、三酸甘油酯，及预防心血管疾病的功效。

芒果中所含的粗纤维可增强胃肠蠕动，但芒果含糖量极高，身体摄取过多果糖时，会转化为肝糖储存于肝脏中，因此患有脂肪肝、脑血管疾病、糖尿病的人不宜吃太多芒果。此外，皮肤过敏或身体有溃疡、发炎、长疮疗等情形时也要避免食用。

市面上所见到的芒果主要有爱文、金煌、土芒果三种。

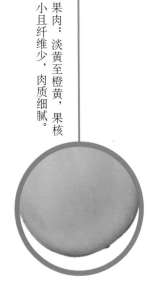

果肉：淡黄至橙黄，果核小且纤维少，肉质细腻。

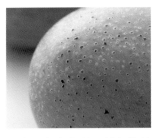

果皮：表皮光滑，颜色依品种的不同由绿至黄或橙、红等，略带果粉。

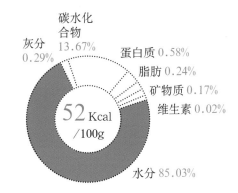

碳水化合物 13.67%
灰分 0.29%
蛋白质 0.58%
脂肪 0.24%
矿物质 0.17%
维生素 0.02%
52 Kcal /100g
水分 85.03%

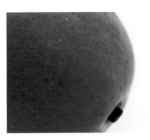

果梗：剪切处平整，果梗周围的组织新鲜不萎缩。

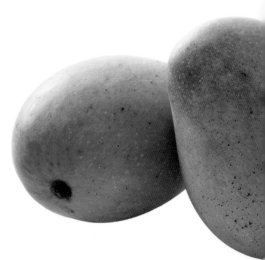

黄澄澄多汁美味　皮肤过敏发炎者少吃

爱文芒果又称为"苹果芒果"，是目前产量最大的芒果。它的果肉淡黄，果核细小且纤维少，肉质细腻。金煌芒果表皮金黄，果肉细且纤维少，体形是所有芒果中最大的，也是台湾本土农业改良后的成果。

土芒果虽然香气浓郁，但因其因果肉单薄、纤维多，已少见于市面。另有一种春天上市的未成熟的绿色小芒果，是用来腌渍"芒果青"的，需经过削皮、杀青、糖腌等步骤才能食用。

◎ 还有这些品种 ◎

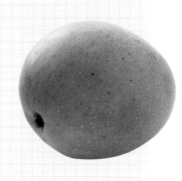

爱文芒果
果皮深红色并带斑点，果肉淡黄，果核小且纤维少，肉质细腻。

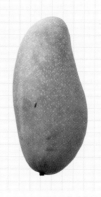

金煌芒果
体形是所有芒果中最大的。

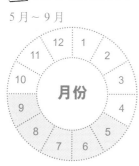

当季最营养：

5月～9月

12 1 2 3 4 5 6 7 8 9 10 11

月份

日常处理：

新鲜芒果在室温条件下约可保存3～5天，但因正值夏季气温高，果实容易继续催熟，要先用报纸包好再冷藏，可延长保存时间。

精选最美味：

体形饱满、表皮有光泽、散发果香，无压伤或变黑的为佳。

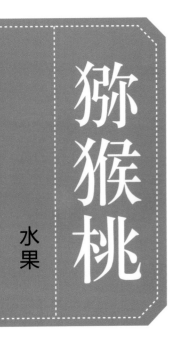

水果

猕猴桃

增加女性荷尔蒙 改善睡眠品质

猕猴桃含有维生素 C、E 及叶酸、钙、钾、膳食纤维等营养素。而其所含的维生素 B_6 能提高蛋白质的代谢能力，促进身体的组织和皮肤再生，并且有助于女性荷尔蒙正常分泌。猕猴桃所含的纤维有三分之一是果胶，它被认为具有降低血液中胆固醇浓度，预防心脏病的功能。

猕猴桃的维生素 C 含量高，应避免与牛奶同食，以免发生腹痛或腹泻的情形。根据一份研究报告表示，夏季每天吃两颗猕猴桃，可补充身体中的钙质，增强人体对食物的吸收力，以及改善品质不好的睡眠状况。但猕猴桃也是容易造成过敏的食物之一，因此并不是所有的人都可以享受猕猴桃的好处。

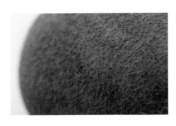

表皮：深褐色，带毛的表皮一般不食用。

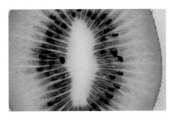

果肉：有绿色与黄色两种，中间环绕一圈黑色的种子。

碳水化合物 13.76%
灰分 0.68%
蛋白质 1.09%
脂肪 0.22%
矿物质 0.38%
维生素 0.08%

51 Kcal /100g

水分 83.79%

当季最营养：

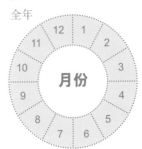

全年

月份
（12 1 2 3 4 5 6 7 8 9 10 11）

日常处理：

较硬的猕猴桃买回来在室温条件下放置即可，若要加速成熟，可与苹果一起放进塑料袋存放。开始变软的果实不能尽快吃完就要放入冰箱冷藏。

精选最美味：

若不立即食用则以购买较硬的猕猴桃为佳，当天食用就挑摸起来微软的，太软的果实果肉容易变质，应避免购买。台湾并不产猕猴桃，一般以产地来作为挑选的依据。

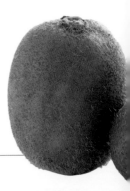

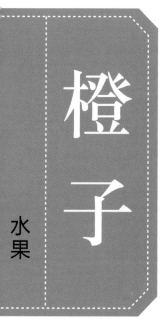

橙子

水果

平衡血液酸碱度 还能镇咳及预防感冒

橙子是冬季最重要的水果之一。市售的橙子有多个品种，但主要还是以卵形的小型果为主。橙子皮薄汁多、气味芬芳，甜度高带点微酸口感，最受大众欢迎。

橙子在盛产时价格非常低，因此被大量用于榨汁。经常饮用橙汁，对于长期发热症候有改善的功效。橙子果皮内的白色绒层含有丰富的维生素 P，有镇咳及预防感冒的效果，还能防止细胞老化，维持良好的血液酸碱度。

橙皮的香气具有舒缓紧张情绪的效用，可用于泡澡。还可将橙子外皮仔细洗净、擦干之后避开白色绒层，用刀取下带有香气的黄色外皮，用来做糕点或入菜，亦可在干燥之后储存于冰箱随时取用。

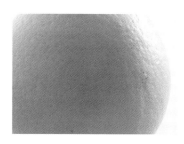

果皮：颜色依上市时间的不同而异。初上市的橙子为绿皮，尔后为金黄至橙黄色等。橙子果皮含有精油与香气，可作为糕点配料或果酱。

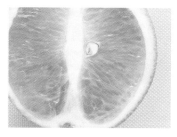

果肉：橙黄酸甜，富含纤维及维生素 C。种子：不能食用，但可栽种，长成观赏用的小盆栽。

灰分 0.4%　碳水化合物 11.05%
蛋白质 0.8%
脂肪 0.12%
矿物质 0.21%
维生素 0.04%
水分 87.38%

40 Kcal /100g

当季最营养：

10月～次年2月

月份

12 1 2 3 4 5 6 7 8 9 10 11

日常处理：

橙子表皮厚实耐储存，室温保存即可，无需冷藏。保存期间要注意是否有腐坏发霉的果实，以免感染其他健康的橙子。

精选最美味：

果实椭圆形，果皮颜色橙黄、细致光滑，具有香气者为佳。

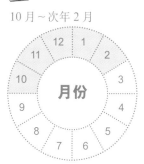

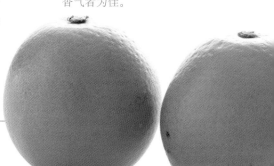

柑橘

水果

柑橘类水果含有天然黄酮与柠檬烯类成分，以及维生素A、C、B群与矿物质钠、钾、镁、锌等，可说是物美价廉的水果。柑橘的营养价值很高，除了可以提供人体所需的维生素A、C外，还含有一种名为"枸橼酸"的酸性物质，可以预防动脉硬化、消除疲劳等，经常食用除对健康有益还能常葆青春。

柑橘中含有丰富的维生素A及胡萝卜素，秋冬季皮肤容易干燥，多吃柑橘可使皮肤维持光泽。维生素A能够增强眼睛在黑暗环境中的视力并治疗夜盲症。

柑橘果皮中含有的柑橘类黄酮是很好的抗氧化剂来源，此营养成分在果皮或果皮与果肉间的白色内膜层的含量最丰富，越来越多的研究证实，柑橘类水果所富含的天然黄酮类多酚对健康有很大的益处。

果肉：有酸甜的口感，含有丰富的维生素C。

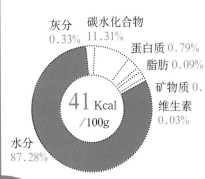

灰分 0.33%
碳水化合物 11.31%
蛋白质 0.79%
脂肪 0.09%
矿物质 0.17%
维生素 0.03%
水分 87.28%

41 Kcal /100g

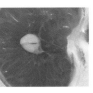

种子：可用来栽种。在传统医学上，干燥的种子可入药。

表皮：颜色呈青绿、金黄至橙不等，含有香气与精油。晒干后的橘子皮在中药里称为陈皮，具有降气及消气的作用。

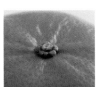

果蒂：平整不脱落。

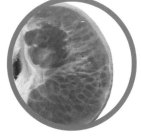

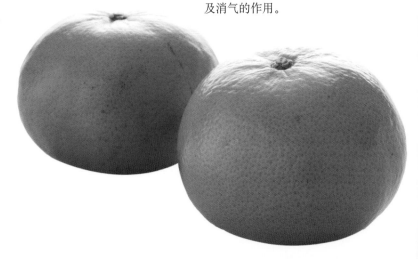

空腹不能吃 吃太多手脚会变黄

在日常饮食中适当摄取含有黄酮类的食物，可维持人体的健康。

虽然柑橘好处多多，但是每天的摄取量也不宜过多，以食用200克以下为宜。柑橘中含有丰富的胡萝卜素，吃得太多会出现手足皮肤变黄的现象，这是因为胡萝卜素摄入过多不能及时排出，在体内蓄积所引起的。

另外，空腹也不宜吃柑橘。柑橘中的果糖和果酸等对胃肠黏膜有刺激作用，空腹吃易引起胃部不适。

◎ 还有这些品种 ◎

椪柑

1月至4月为圆甜份较高。

[贮藏柑] 供应美人柑

期，选择果梗处果皮色泽橙红，宽平、果底稍凹果蒂凸起，果肉者，果皮色泽橙颜色较深酸味低。

茂谷柑

果皮薄，色泽橙黄亮丽，果形扁

黄亮丽，具重量感者为佳。

桶柑

果形匀称结实且略带弹性，太硬的果实水分可能较少；具有重量感表示水分充足，果皮细致，颜色金黄带有鲜艳的光泽。

📅 当季最营养：

9月~次年3月

月份

12 1 2 3 4 5 6 7 8 9 10 11

🎁 日常处理：

柑橘类水果室温保存即可，无需冷藏。

💡 精选最美味：

选择果实饱满带有光泽及香气的柑橘，大小适中的即可，拿在手上有重量感为佳，越重表示水分越多。

哈密瓜

水果

哈密瓜富含维生素 A、B、C，可减少自由基的生成，对于抗衰老、抗氧化都有帮助。其果肉中的果胶与丰富的膳食纤维能促进肠胃蠕动，使排便顺畅，身体自然也会变得更健康。

哈密瓜水分含量高，和西瓜一样都是非常适合用来消暑解热的夏季水果。因天气燥热所引起的喉咙肿痛，可以吃哈密瓜来缓解。适量食用哈密瓜有助于预防高血压、中风等疾病，好处多多。

哈密瓜是寒凉的食物，呼吸道过敏或肠胃消化不良、胃酸过多、肾脏功能不佳者要谨慎食用。此外，哈密瓜的皮虽然可以食用，但为避免吃下残留的农药，食用之前还是要洗净去皮。

果脐：大小不一，有些人偏爱果脐大的，认为甜度较高。

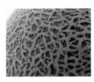

果皮：网状纹路的哈密瓜，表皮网纹粗糙的品质较好。

果蒂：完整不脱落的比较新鲜。

种子：为数众多的种子虽然不易消化，不过也有人特别喜爱，但容易造成肠胃不适。

果肉：橙黄色有浓郁香气。

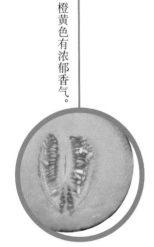

灰分 0.48%
碳水化合物 8.38%
蛋白质 0.91%
脂肪 0.06%
矿物质 0.3%
维生素 0.01%
33 Kcal /100g
水分 89.86%

消解因夏天燥热引起的喉咙肿痛

目前台湾栽培的甜瓜除了哈密瓜之外，还有梨仔瓜与美浓瓜。哈密瓜一年可收成数次，从四月天气回暖一直到秋天，各式各样的瓜陆续上市，即使到了冬天也有进口的洋香瓜。哈密瓜收成前最怕雨水，若有大雨或台风来袭，都会导致瓜中的糖分流失，品质变差。

◎ 还有这些品种 ◎

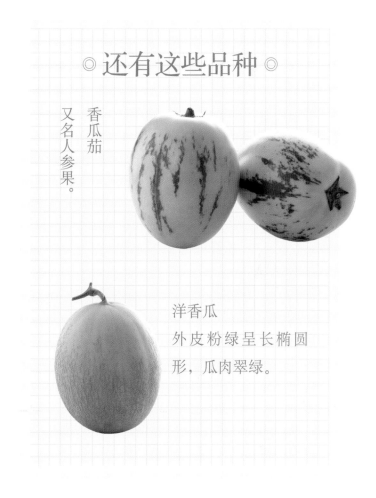

香瓜茄

又名人参果。

洋香瓜
外皮粉绿呈长椭圆形，瓜肉翠绿。

当季最营养：

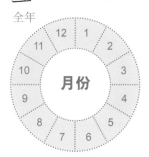

全年

月份

12 1 2 3 4 5 6 7 8 9 10 11

日常处理：

九分熟的瓜，可室温存放1～2天，当香气变得浓郁时，即要尽快食用或冷藏保存。过熟的瓜会变得松软，反而不如爽脆时可口。

精选最美味：

果形完整且饱满，具有重量感的为佳。哈密瓜为后熟水果，选择果肉稍有弹性、果蒂略带香气的瓜，这样买回去放置一两天吃起来刚刚好。夏季盛产的哈密瓜最怕雨水，每逢大雨后，挑选哈密瓜时也要多加留意。

香蕉

水果

香蕉含有丰富的钾和镁，可防止血压上升及肌肉痉挛，有消除疲劳的效果。一根香蕉几乎含有所有的维生素和矿物质以及各种营养素，因而具有提高免疫力、预防癌症等效果。一天吃两根香蕉就能有效地改善体质。香蕉可以提供剧烈运动时所需的能量，因此运动员们都以香蕉为必需水果。

研究显示，经常食用香蕉的人患高血压以及其他相关心血管病的可能性较低。香蕉的维生素B含量高，可帮助舒缓神经系统，对有抑郁倾向的人有益。香蕉中的氨基酸会转化成血清促进素，有助于放松心情调整情绪。饭后食用香蕉，其丰富的膳食纤维可帮助肠胃正常活动，消除便秘，无论是小孩或老人都能安心食用。

除了市面上常见的香蕉品种之外，也有引自南洋地区较为

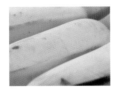

果皮：刚上市的新鲜香蕉，表皮为金黄色。

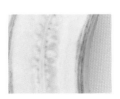

种子：不明显。聚集在果肉中间的褐色的小点是已经退化的种子。

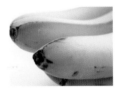

尾端：尾端圆滑的是发育良好的香蕉。

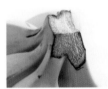

果梗：新鲜的香蕉果梗带绿，不会萎缩、枯黄或变黑。

果肉：松软香甜。

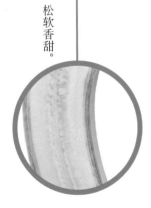

灰分 0.78%

碳水化合物 24.27%

水分 72.98%

90Kcal /100g

蛋白质 1.4%
脂肪 0.13%
矿物质 0.43%
维生素 0.01%

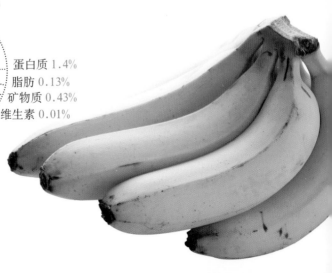

运动后食用能减重长肌肉

"肥胖"的芭蕉。芭蕉的果肉较具弹性，滋味甜中略带酸味，上市时表皮多为绿色或黄绿色，必须等到完全变黄并带有少数斑点时才能食用。而少见的红皮香蕉因产量少，多半在产地附近贩卖，在台湾北部较为少见。

此外，近几年市场上可买到约手指大小的迷你香蕉"旦蕉"。它的皮极薄，肉质滑，甜度高，外皮橙黄色微带香气，因为可以一口吃一根故也叫"一口蕉"，是泰国及马来西亚最重要的鲜食蕉品种。

◎ 还有这些品种 ◎

芭蕉

体形短小，果肉较有弹性，口感微酸带甜。

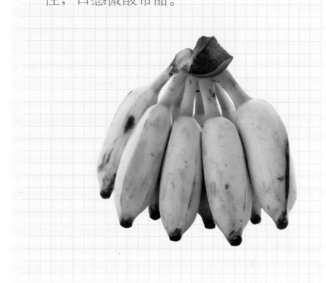

📅 当季最营养：

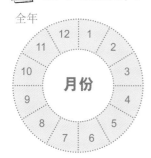

全年

月份

🎁 日常处理：

香蕉不要用塑料袋保存，只要将其放置于室温之下就会继续催熟。当外皮布满芝麻般的斑点时，就要尽快食用。香蕉也不可冷藏，冷藏后表皮会变成黑褐色。

💡 精选最美味：

形体肥厚浑圆，果实棱线较不明显，尾端圆滑的才是发育良好的香蕉。表皮金黄时即可食用，口感微酸带甜，味道清香。

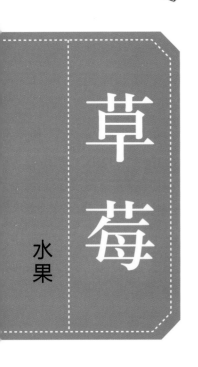

水果

草莓

分解脂肪　促进食欲　改善贫血

　　草莓中所含有的胡萝卜素是合成维生素 A 的重要物质，维生素 A 有助于补肝明目，缓解眼睛疲劳。草莓中丰富的果胶和纤维素可加强肠胃蠕动，有通便、排毒、去火的作用；鞣酸在体内可吸附和阻止致癌化学物质的吸收，分解食物中的脂肪、促进食欲。草莓的维生素 A 含量丰富，同时含有丰富的铁质，有助于改善贫血。

　　草莓果肉细腻，营养成分容易被人体消化、吸收，是老少皆宜的健康食品。草莓虽然好吃又健康，但也不能一次吃太多。一般人每天食用 10 ~ 15 颗已足够，而脾胃虚寒、容易咳嗽的人也不要吃过多草莓；草莓含有的草酸钙较多，对于因草酸钙而引起的尿路结石病人也不宜多吃，以免加重病情。

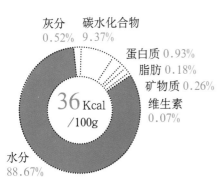

灰分 0.52%　碳水化合物 9.37%
蛋白质 0.93%
脂肪 0.18%
矿物质 0.26%
维生素 0.07%
36 Kcal /100g
水分 88.67%

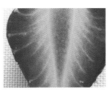

果肉：草莓的果肉是花托发育而成的肉质聚合果。

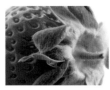

果蒂：新鲜草莓的果蒂鲜绿。

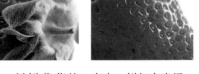

表皮：鲜红有光泽。

📅 当季最营养：

12 月 ~ 次年 4 月

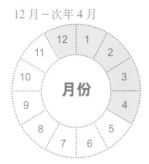

月份

12 1 2 3 4 5 6 7 8 9 10 11

🎁 日常处理：

　　草莓不耐储存，一次购买当日吃完的分量即可。必须冷藏时可在包装盒外加一层报纸，并于 1 ~ 2 天内食用，以免草莓继续腐坏，滋味变差。

💡 精选最美味：

　　果蒂鲜绿、果实饱满、色泽鲜红有光泽，无压伤或发霉变黑等情形的为佳。

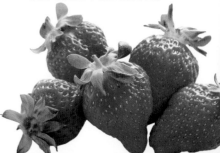

青枣

水果

连皮吃的「台湾苹果」维生素C丰富

青枣从台湾日据时代开始引进栽培，是少数能够连皮食用的水果，产区主要分布在台湾南部等地。青枣含维生素 C、B₁ 及 B₂，其中维生素 C 的含量是苹果的二十倍，因而有"台湾苹果"的美誉。

此外，青枣含有丰富的钾、钙、镁、磷等营养素，是极具营养的优质水果。维生素 C 具有促进血液循环、抗氧化、增加人体免疫力的作用，常吃青枣能益胃生津、养颜美容、抗衰老、预防牙龈出血及坏血病。

现代医学证实，青枣可降低胆固醇，提高人体的免疫功能，并有促进食欲、健胃等功效。青枣营养丰富甜度高、果肉细嫩，加上口感清脆，很容易让人多吃几个，这样会导致消化不良或胀气。此外空腹也不宜吃青枣，以免伤胃。

灰分 0.41%
碳水化合物 13.1%
蛋白质 0.7%
脂肪 0.21%
矿物质 0.21%
维生素 0.01%
水分 85.36%

49 Kcal /100g

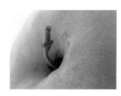

果梗：鲜绿完整不脱落的青枣品质较好。

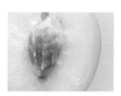

果肉：白色的果肉甜美爽脆。种子：内含一粒坚硬的种子，不可食用。给小孩食用时，要先剖半并将种子去除。

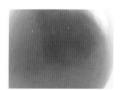

果皮：粉绿色带有光泽。

当季最营养：

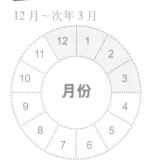

12 月～次年 3 月

月份

日常处理：

冷藏保存才能维持其脆度，购买后以塑料袋包装置于冰箱冷藏，约可保存 10 日，食用前再取出清洗。若放置于室温仅能存放 1～2 日，容易酸败黄化，酸败的青枣不可食用。

精选最美味：

果形端正、完整、果粒大，果皮光滑、圆润、有光泽，有重量感的为佳，不可有瘀伤或破裂。成熟度恰好的青枣色泽呈粉绿或黄绿，太过青绿的青枣会有涩味。

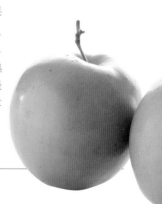

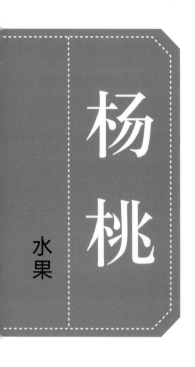

特殊清香解食物腥膻 用药者禁食

水果

杨桃具有利尿作用，对降血压、消暑降火有显著的效果。依民间经验，将杨桃切片后，沾少许食盐直接食用有助于改善声音沙哑、喉痛；榨汁加盐饮用，可改善口腔溃疡、口角炎。

不过杨桃性凉，多吃易引起腹泻，肠胃功能不佳者不宜食用过量，但一般健康人食用没有问题。

杨桃除了生食也非常适合腌渍，腌渍后的杨桃汁清凉可口，具有独特的风味，是夏天解渴消暑的饮料。腌渍后的杨桃也可运用于料理之中。

杨桃与葡萄柚因含有一些物质，能使口服药物在肠道没有被代谢以前就进入血液循环系统，因此服药期间应避免食用杨桃。而肾脏功能不佳，或患有高血压、糖尿病等疾病的人也应避免食用杨桃。

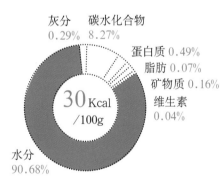

灰分 0.29%
碳水化合物 8.27%
蛋白质 0.49%
脂肪 0.07%
矿物质 0.16%
维生素 0.04%
水分 90.68%

30 Kcal /100g

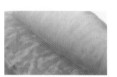

果皮：呈半透明状，薄而软，当杨桃成熟度不够时，皮会有些许涩味。

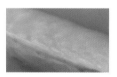

果棱：果棱带绿的杨桃吃起来口感清脆，食用前可将略有涩味的果棱削除。

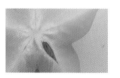

果肉：淡橙或黄色，香甜多汁。种子：褐色的种子和果核不适合食用。

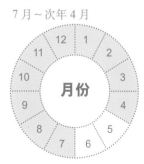

当季最营养：

7月～次年4月

月份
12 1 2 3 4 5 6 7 8 9 10 11

日常处理：

杨桃适合室温保存，缺点是会继续催熟，不能放太多天。当果实颜色转深且发出浓郁香气时，就要尽快食用。

精选最美味：

表皮完整无外伤、果肉厚实略带透明感，颜色呈淡橙或黄色，果棱带点绿色的为佳。软黄的果实香甜，但不适合保存，必须立即食用。

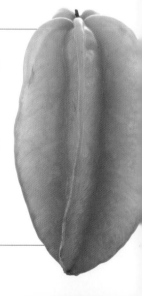

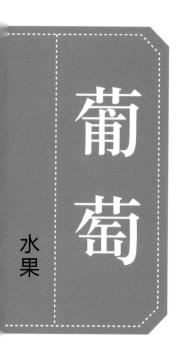

葡萄

水果

连皮吃改善尿道发炎引起的尿频　过量易上火

新鲜葡萄具有养血固肾、强壮体质的功效。肺虚咳嗽、胎动不安、肾炎患者，也适合吃葡萄或喝葡萄汁以补身。研究显示，平常多吃葡萄有助于改善筋骨风湿痛、记忆力减退、气喘、白内障等状况。

因膀胱或尿道发炎而引起的频尿，只要持之以恒食用葡萄便能获得明显改善，但必须是连皮带籽完整食用。葡萄原汁可以改善血管弹性，同时可清除坏的胆固醇、改善狭心症、防止心肌梗塞。

美味的葡萄虽然营养价值很高，但属于高热量水果，过量食用容易发生上火、口干舌燥、便秘等副作用。

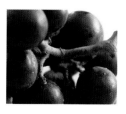 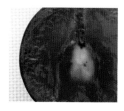 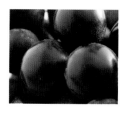

果梗：新鲜的葡萄果梗接近绿色，无萎缩或变黑、褐变及发霉的现象。

果肉：果肉含有大量的葡萄糖。种子：葡萄籽中含有的多酚是天然的抗氧化剂。

果皮：含有多酚类与花青素，葡萄所含营养素多在皮上。

灰分 0.4%　碳水化合物 17.44%

65 Kcal /100g

蛋白质 0.51%
脂肪 0.18%
矿物质 0.22%
水分 81.25%

当季最营养：

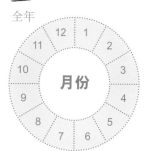

全年

月份

日常处理：

含糖量极高的葡萄需低温保存才能维持其鲜度，若置于室温仅能存放1～2日，且容易发酵。

精选最美味：

果粒大小均匀、色泽黑紫或紫红、坚实饱满无软化或裂果等情形，果粉均匀的为佳。果梗呈绿色，无变黑或发霉的葡萄更新鲜。

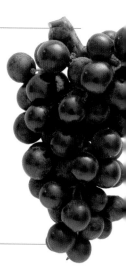

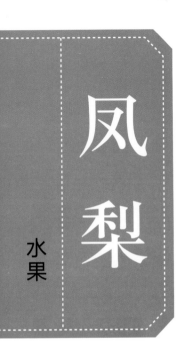

凤梨

水果

天然酵素

抗肿瘤和抗过敏

快速分解脂肪

凤梨能分解蛋白质，帮助消化、促进食欲。凤梨的钾含量丰富，钠含量低，对于长期食用过多肉类及油腻食物的现代人来说，饭后吃些凤梨有益于血压的控制及心血管疾病的预防。

凤梨虽然好吃，但其酸味强劲，对于牙齿多少会产生酸蚀的作用，且凤梨性凉，吃多了容易让身体虚凉，因此并非人人适宜。凤梨对皮肤及口腔黏膜具有刺激性作用，食用后会觉得口腔不舒服，但对健康并无危害。这种刺激性物质其实是蛋白质分解酵素，在凤梨的果肉与果皮中都有，因此应将果皮和果刺削干净，或在稀盐水中浸渍一下。

凤梨种类繁多，台湾南部地区为主要产地。虽然凤梨全年都可采收，仍以春夏季节所产品质最佳，因为日照充足所产的凤梨甜度高、风味佳。

碳水化合物 14.47%
灰分 0.34%
蛋白质 0.77%
脂肪 0.13%
矿物质 0.2%
54 Kcal /100g
维生素 0.01%
水分 84.08%

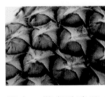

果皮：带有香味及少许甜味，洗净后可用来作为熬汤的材料。

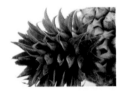

叶片：鲜绿挺拔有光泽，叶片如果容易折断或干脱，表示已存放较久或过熟。

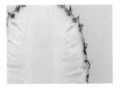

果肉：具有浓郁的香气，颜色则依品种的不同有乳白至黄色不等。

当季最营养：

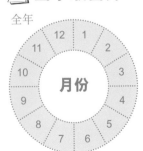

全年

月份

12 1 2 3 4 5 6 7 8 9 10 11

日常处理：

新鲜凤梨在室温条件下可保存3～7天。当表面出现汁液外渗的情形时，表示凤梨已经过熟，必须尽快食用或冷藏，并于1～2天内食用完毕。

精选最美味：

体形匀称结实，大小适中，果实饱满有重量感的为佳，外观是否转黄则要视品种而定，不能作为选购的依据。成熟的凤梨香气浓郁，果梗略萎缩。

莲雾

水果

拌盐食用 改善脱水和肠胃不适

热量极低的莲雾是减重者喜爱的水果之一，每100克的莲雾仅有34大卡热量，而莲雾的水分含量高，既可满足口腹之欲，又不必担心体重会增加。

莲雾产期极长。在燥热的夏天里，从事户外活动或者在太阳下曝晒过久会引起脱水症状，容易烦躁不安。莲雾正好可以缓解这些不适。若因肠胃不适而感到浑身不舒服，还可用盐拌莲雾来食用，也可达到消暑以及解决肠胃问题的效果。

灰分 0.27%　碳水化合物 9.22%

蛋白质 0.46%
脂肪 0.1%
矿物质 0.12%
维生素 0.01%

34 Kcal /100g

水分 89.82%

◎ 还有这些品种 ◎

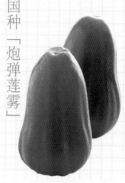

泰国种「炮弹莲雾」体形大，色泽较传统莲雾鲜红，果形修长，果肉坚实绵密。

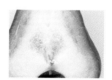

果肉：粉白色带有些许海绵状组织。

果皮：粉红色至深红色皆有。

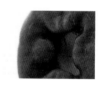

果脐：有四片萼片，展开愈大即表示愈成熟，甜度更高。

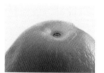

果梗：绿色的果梗短而不明显，切口平整无萎缩或泛黑等情形。

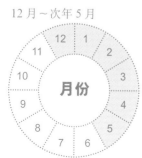

当季最营养：

12月～次年5月

月份
12 1 2 3 4 5 6 7 8 9 10 11

日常处理：

若不当日食用，需连同包装袋冷藏保存。夏天的莲雾较不耐保存，最好于3～5天内食用完毕。冬天的莲雾可冷藏5～10天。若有碰伤、摔伤或搬运时挤压受伤的果实，要先行食用不要贮藏，否则容易腐烂。

精选最美味：

莲雾的成熟度要看果脐的部分，果脐展开愈大表示愈成熟，脐底够黑的甜度才高。果皮有光泽，呈深红至黑红色的为佳。成熟的莲雾水分多容易裂，但只要不是碰撞、挤压或霉斑即可安心选购。

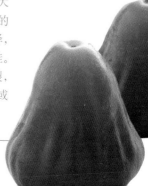

...

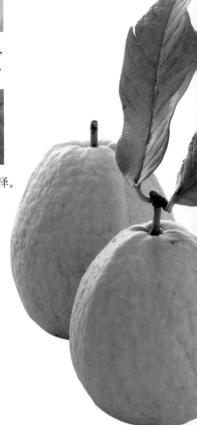

番石榴

水果

番石榴又名芭乐，含有蛋白质、脂肪、糖类和维生素A、B、C，矿物质钙、磷、钾、铁，以及人体所需的各种营养成分。其中，以蛋白质和维生素C的含量最高。常吃番石榴能美容养颜，同时也有助于牙龈的健康、防止肿胀、出血和松动等。

番石榴所含的维生素C在各种水果中高居第一，它口感鲜嫩甜脆、气味芳香，容易为大众所接受，加上一年四季都可以买到，是人们生活中重要的热带水果之一，也是我们摄取维生素C最重要的来源。

番石榴含有槲皮素、多酚、维生素C，它们都是很重要的抗氧化物质。番石榴中丰富的纤维素能帮助肠胃蠕动，

果肉：白色甜美爽脆。

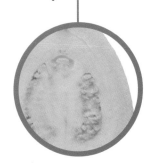

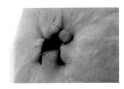

果脐：要仔细清洗后切除。

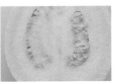

种子：种子核甜度高，但含铁质不易被消化。

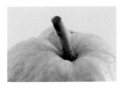

果梗：鲜绿完整不脱落。

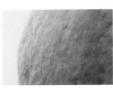

果皮：粉绿色带有光泽。

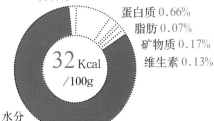

灰分 0.47%　碳水化合物 9.58%
蛋白质 0.66%
脂肪 0.07%
矿物质 0.17%
维生素 0.13%
32 Kcal/100g
水分 88.92%

红如玛瑙 白似水晶 叶子又称「倒阳药」

排出有害身体的物质；膳食纤维可改善人体消化系统，提高免疫力。番石榴还含有氨基酸以及容易被人体吸收的多种糖类，可增强体力和免疫力。

番石榴为低热量、高纤维、易有饱腹感的水果，也是糖尿病患和减肥者最常摄取的食物之一，但番石榴吃多了容易上火，火气大者不宜多食。且番石榴果肉较硬，肠胃功能不佳和经常便秘的人不宜多吃，一天一个约自己拳头大小的分量即可。此外避免食用其种子，以免消化不良。番石榴含有鞣质，可以止泻，有一定的药用价值。

◎ 还有这些品种 ◎

红心芭乐
是由台湾的土红心芭乐改良而成的。

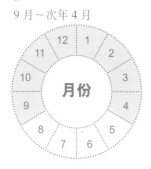

📅 **当季最营养：**

9月～次年4月

月份

12 1 2 3 4 5 6 7 8 9 10 11

🎁 **日常处理：**

番石榴需要低温保存才能维持其脆度，购买后要尽快冷藏，在3～7日内食用完毕以免变黄变软。番石榴在室温条件下仅能存放1～2日，且表皮易产生褐斑，果肉会变得松软。

💡 **精选最美味：**

色泽粉绿、果脐紧密、果形勿太长的为佳。喜欢软熟果者，可选择果皮已呈黄绿色的番石榴；喜爱脆感者，宜选择硬实的番石榴。

柠檬

水果

高度碱性与丰富的维生素 C，使得柠檬不但能够预防癌症、降低胆固醇、消除疲劳、增加免疫力、延缓老化，同时具有保持肌肤弹性的功效。柠檬中的柠檬酸能提高人体对于钙质的吸收，有助于增加骨密度，进而预防骨质疏松症。

新鲜的柠檬汁含有丰富的维生素 C 及钾，可以帮助消化和预防感冒，增加抵抗力；柠檬酸和柠檬多酚能有效预防静脉栓塞，改善血液循环，并具有抗氧化功效。一天一杯柠檬汁有助于健康。

感冒初期若能及时喝上一杯具有消炎杀菌功效的温热柠檬水，有助于身体对抗感冒病菌。柠檬可以增加皮肤的排泄功能，因此在发烧时食用有助于降低体内的温度。

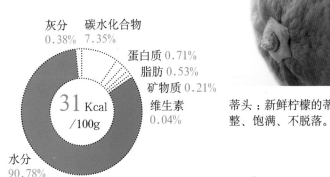

灰分 0.38%
碳水化合物 7.35%
蛋白质 0.71%
脂肪 0.53%
矿物质 0.21%
维生素 0.04%
31 Kcal /100g
水分 90.78%

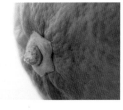

蒂头：新鲜柠檬的蒂头完整、饱满、不脱落。

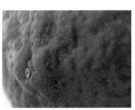

果皮：绿色或黄绿色，带有浓郁香气，绿色的外皮可用于糕点烘焙。

果肉：白绿色汁多，有浓厚的酸味。

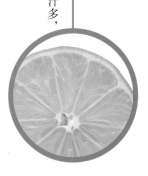

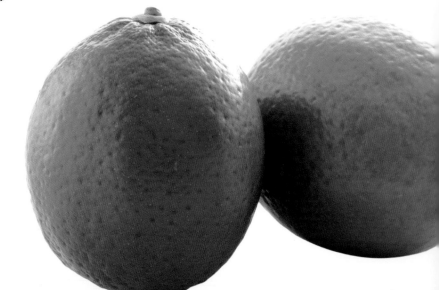

没事多喝柠檬水 减压排毒一身轻

柠檬具有宜人的香气，能有效去除肉类和海鲜的腥味，且有促进食欲的作用。柠檬能够刺激胃蛋白酶的分泌，加速食物的分解，而柠檬酸则有吸收油脂、生津止渴的作用。

虽然柠檬外用在皮肤上具有清洁、美白的作用，但因柠檬具有高度碱性，最好不要轻易尝试，以免对皮肤造成伤害。此外，不管饮用或外用，都要稀释至可接受的范围，千万不可直接使用。柠檬耐储存，平日家中常备柠檬不仅可为料理添香，也可随时食用，保持身体健康。

◎ 还有这些品种 ◎

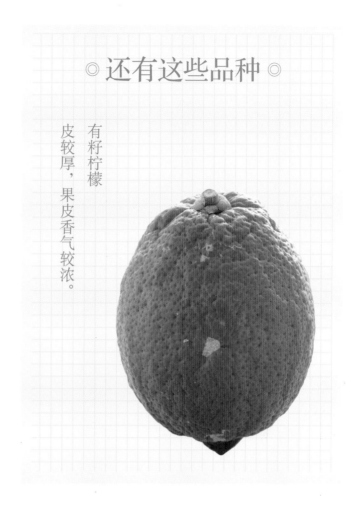

有籽柠檬
皮较厚，果皮香气较浓。

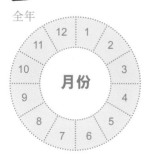

当季最营养：

全年

月份

1 2 3 4 5 6 7 8 9 10 11 12

日常处理：

夏天为柠檬的盛产期，但柠檬的表皮脱水速度极快，若一星期内用完则室温保存即可，否则最好冷藏。

精选最美味：

表皮有光泽，外形椭圆、皮薄有弹性的柠檬水分较多。太早采收的柠檬果皮呈绿色，表皮硬实，香气淡水分少。

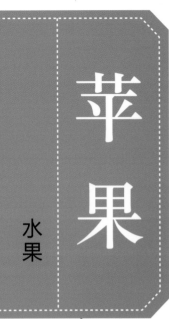

苹果

水果

苹果含有丰富的果胶，这是一种水溶性食物纤维，能让人有饱腹感并有清肠作用，减少肠内的不良细菌数量，帮助有益细菌繁殖，维持肠道健康。苹果中的维生素 C 可以有效抑制皮肤黑色素的形成，改善皮肤色斑，增加血红素，延缓皮肤衰老。研究证实，从新鲜的水果中直接摄取维生素 C 比口服药剂更有效。

现代饮食摄取蛋白质过多，这些蛋白质分解成氨基酸，使大多数人的体液都呈酸性。酸性体液不断在体内堆积，容易使人感到疲劳。

苹果中的多糖、钾离子、果胶、酒石酸、枸橼酸等，可以改善体质；丰富的锌元素更是人体内多种重要酶的组成元素，在消除疲劳的同时还有增强记忆力的功效。

果肉：粉白色至淡黄色，富含铁质，切开后与空气接触过久会变黄。

果皮：带有香气，富含槲皮素，对人体吸收很有帮助。

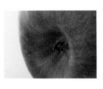

果脐：有些果脐较开，这样的苹果较成熟，风味佳。

种子：果核中含有多颗种子，食用前需将其去除。

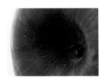

果梗：要购买果梗完整的苹果，这样会较耐储存。

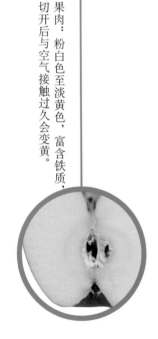

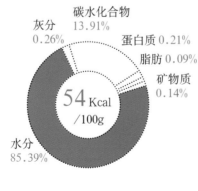

灰分 0.26%
碳水化合物 13.91%
蛋白质 0.21%
脂肪 0.09%
矿物质 0.14%
54 Kcal /100g
水分 85.39%

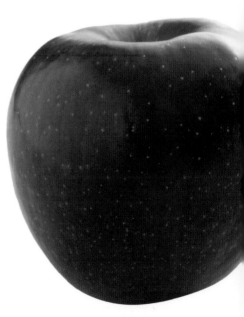

爱吃苹果的男人更潇洒 补精保护前列腺

苹果中含有的果酸及维生素具有吸附胆固醇，使之随粪便排出的功能。吃苹果时，胆汁的排出量和胆汁酸浓度都会增加，有助于肝脏排出过多的胆固醇，减少动脉硬化，预防心血管病的发生。

一年四季都可以买到各式各样的苹果，无论口感、形状、颜色和香气，苹果都是老少咸宜的水果。

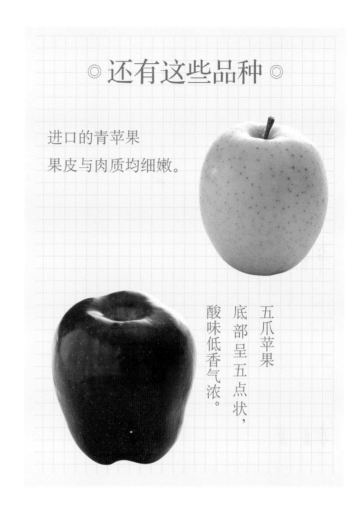

◎ 还有这些品种 ◎

进口的青苹果
果皮与肉质均细嫩。

五爪苹果
底部呈五点状，
酸味低香气浓。

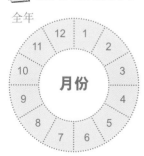

当季最营养：

全年

12 1 2 3 4 5 6 7 8 9 10 11

月份

日常处理：

苹果需要低温保存才能维持其脆度，购买后要尽快冷藏，食用前再取出。

精选最美味：

表皮颜色鲜明，红苹果的颜色越红越好，青苹果则以绿中带点浅黄为佳。果形匀称有香气，具有坚实感与重量感者为佳。

番荔枝

水果

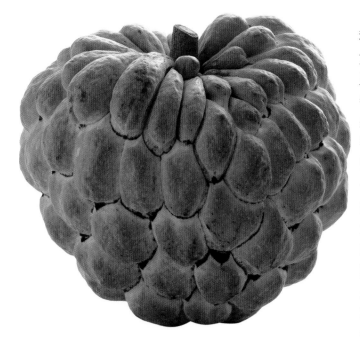

番荔枝又称释迦，含有大量的蛋白质、碳水化合物，丰富的维生素C和矿物质钾、钙、镁、磷等，是一种热量极高的水果。一个女生拳头大小的番荔枝等同两个苹果或是两份蔬果的热量。虽然番荔枝种子极多，真正吃到的果肉较少，由于属于高糖高热量的食物，所以食用番荔枝会有饱腹感。番荔枝的果肉柔软易消化，非常适合成长中的孩童、孕妇或年长者食用。

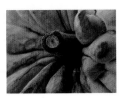

果皮：呈鳞片状，食用时用手将之一枚枚剥下。

果梗：成熟的番荔枝果梗会与果肉自然分离。

果肉：柔软香甜，内含黑色的种子，但种子不可食用。

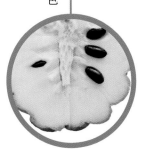

番荔枝含钾非常高，并含有丰富的镁和钙，有助于预防高血压，降低脑中风、心脏疾病与肾脏疾病的风险。

成熟番荔枝中的碳水化合物以葡萄糖与蔗糖为主，甜度高，需控制血糖者在分量上需控制，过量易使血糖升高。因此以番荔枝当点心或饭后水果，就算少吃饭也

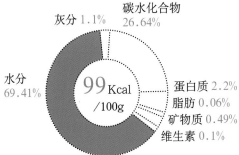

灰分 1.1%
碳水化合物 26.64%
水分 69.41%
99 Kcal/100g
蛋白质 2.2%
脂肪 0.06%
矿物质 0.49%
维生素 0.1%

帮助调节血压　口感软甜　老人小孩的最爱

不必担心血糖太低或能量不足。

　　番荔枝可分为传统番荔枝与凤梨释迦两种。凤梨释迦的果实可削皮或切片食用，果肉柔软又富弹性，也因带有凤梨香味故称为凤梨释迦。传统番荔枝就是早期我们所吃的番荔枝，需用手将带有种子的果肉一枚枚剥下来食用。

◎ 还有这些品种 ◎

凤梨释迦

果肉有弹性，甜中带酸，可削皮后切块食用，种子与果肉容易分离，较传统番荔枝更方便食用。

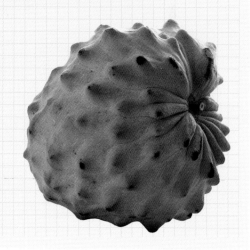

📅 当季最营养：

7月~次年2月

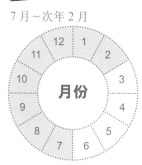

月份

🎁 日常处理：

　　尚未软熟的番荔枝不可放入冰箱冷藏，否则会变黑、变硬无法食用。室温之下存放的番荔枝会自然催熟。番荔枝不耐久存，当果实可以轻易对半剥开的时候就要尽快食用，此时的风味最佳。而已经熟软的番荔枝若不马上食用，应放入冰箱中冷冻或冷藏。

💡 精选最美味：

　　选购形状端正饱满，果粒大、无擦伤的番荔枝。果实若已软化宜当日食用，较硬的果实才能存放。

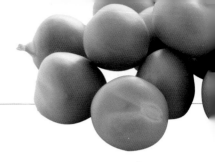

花、芽、种子
CHAPER5

这样吃最好

花蕾类

外观这样挑

花蕾看起来结实紧密不松散，颜色浓绿有光泽，表示日照充足。没有黄斑或黑点，切口部分不泛黄不萎缩的为佳。

保存这样做

用干净的塑料袋或牛皮纸包好冷藏可保存3～5天，但鲜度会随储藏时间降低，同时花苞会老化、黄化，尽早食用才能吃得营养与美味。

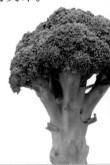

清洁这样做

单朵的花苞类在流动的清水中清洗2～3次，再浸泡20～30分钟即可。花椰菜属于农药残留较多的蔬菜，需一朵朵连茎切下，在流动的清水中清洗约2～3次，再浸泡20～30分钟，用开水烫过后再料理即可将农药残留降至最低。

种子类

外观这样挑

种仁饱满，表面有光泽，用手触摸干爽不黏滑，闻起来有植物的清香，没有异味或酸味。

保存这样做

连同干净的塑料袋包好，放入冰箱冷藏可保存3～5天，冷冻可保存1～2个月，但最好还是趁鲜食用，才能吃得营养。

清洁这样做

种子因外表有种荚保护，不会与农药直接接触，因此只需在流动的清水中清洗2～3次，不需浸泡即可料理。

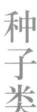

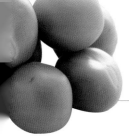
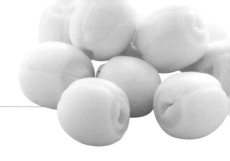

芽菜类

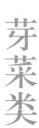

外观这样挑

　　芽菜的保存期限非常短，尤其在高温的季节里更容易腐坏。传统市场贩卖的散装芽菜，可以拿起一小把闻一闻，新鲜芽菜带有豆香味，豌豆苗等绿色芽菜应有淡淡青草香。如果闻起来觉得奇怪或有刺鼻的气味，就不要购买。

　　盒装的芽菜除了看保存期限，也要仔细翻过来检查盒子或袋子的角落和底部，看是否有出水、黄化等情形，即使只有几根或一小角有问题，都代表芽菜已不新鲜，不要购买。

保存这样做

　　买回来之后要立即冷藏，料理前再取出，尽可能当天或隔天用完，不要继续储存。

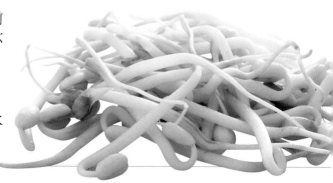

清洁这样做

　　芽菜属于清洁蔬菜，只需用清水轻轻地清洗 1 ~ 2 次即可，不需浸泡。

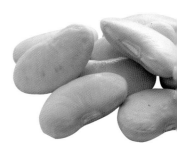

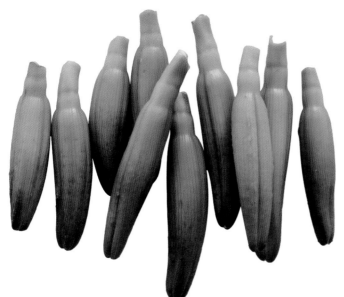

花椰菜

花种子芽菜

植化素含量多可抗癌和预防风湿

花椰菜的变种很多，菜球有白、紫、黑、绿、黄等不同颜色，台湾目前只有白色和绿色的花椰菜。白花椰菜又叫"花菜"，和青花椰菜一样都属于十字花科植物，具有诸多保健功能。

白花椰菜含蛋白质、脂肪、碳水化合物、矿物质、维生素，其中维生素 C 含量特别高。白花椰菜含有丰富的钾，对心脏活动具有重要作用，缺钾会导致心律不齐，而从食物中摄取钾有助于预防高血压。

近年的研究则显示，十字花科的蔬菜能补充身体所需的矿物质，青花椰菜对于大肠方面的癌症也有明显的预防效果。花椰菜及其嫩芽中富含抗氧化剂，爱吃油炸、烧烤类食物的人，或是长时间暴露于污染环境中的人应多摄取这类十字花科的食物。这类抗氧化剂可以帮助调节肝脏中的酵素活动，达到自然解毒的效果，进而保护身体健康。

灰分 0.65%　碳水化合物 3.85%
蛋白质 1.78%
脂肪 0.13%
矿物质 0.32%
维生素 0.06%

17 Kcal /100g

水分 93.21%

花蕾：花苞细小紧密，表示花椰菜新鲜细嫩，颜色越深表示日照更充足。

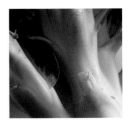
茎：靠近花蕾的茎可食用，较粗大的茎纤维粗老，可以去皮后一同炒食或煮汤。

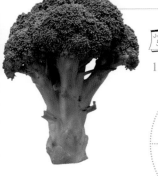

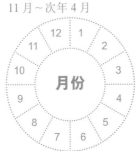

🗓 **当季最营养：**

11 月～次年 4 月

月份 12 1 2 3 4 5 6 7 8 9 10 11

🎁 **日常处理：**

未经水洗的花椰菜用干净的塑料袋或牛皮纸包好，冷藏可保存 3 ～ 7 天，但是放得太久花蕾会黄化或松散，趁新鲜食用滋味较好。

💡 **精选最美味：**

选购颜色浓绿有光泽、花蕾紧密不松散的花椰菜。花蕾变黄是储存太久不新鲜的标志，吃起来滋味差。此外要选择花梗没有黄斑或黑点、切口部分不泛黄不萎缩的才是新鲜的花椰菜。

黄花菜

花种子芽菜

爱生气肝火旺者　多吃可解郁躁

黄花菜有新鲜花蕾与干制品两种。新鲜花蕾因成熟度不同，又可分为青绿与橙色两种。一般炒食以青绿花蕾为主，它的口感鲜脆耐储存，故较受欢迎，超市也多贩售此种。新鲜花蕾的产季在每年四月至十月间，而今台湾进口农产品极多，故一年四季几乎都能买到。

黄花菜含丰富的维生素及纤维，能促进肠胃蠕动，减少便秘。此外要注意新鲜的黄花菜含有秋水仙碱，生食会引起不适，因此务必煮熟后食用。观赏用的黄花菜多带有微毒，切勿任意摘采食用，以免中毒。

营养成分图

灰分 0.57%
碳水化合物 7.34%
蛋白质 2.09%
脂肪 0.32%
矿物质 0.33%
维生素 0.04%
水分 89.31%

32 Kcal/100g

◎ 还有这些品种 ◎

干制的黄花菜用天然方法加工，颜色虽黯淡，但带有天然的芳香，要避免购买色泽太鲜艳的黄花菜。

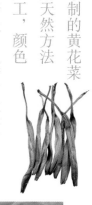

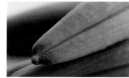

花苞：紧实翠绿，尖端饱满紧密，不会散开。

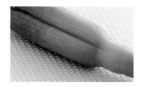

花梗：翠绿色，饱满有光泽，不会萎缩或变黑。

当季最营养：

4月～10月

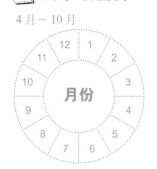

月份

（12 1 2 3 4 5 6 7 8 9 10 11）

日常处理：

新鲜黄花菜需冷藏才能保鲜，冷藏约可保存2～5日。

精选最美味：

花苞紧实翠绿有光泽，花蕾完整，没有枯黄或萎烂，不会有变黑、异味或水伤发霉等情形的即可。

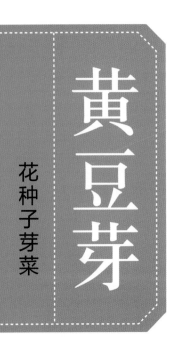

花种子芽菜

黄豆芽

防治口角炎 有助于分解人体内的亚硝酸铵

黄豆芽中的叶绿素，有助于分解人体内的亚硝酸铵，有研究显示叶绿素还有预防直肠癌及消化道肿瘤的作用。发芽的黄豆含丰富的维生素 C，能淡化斑点，保养皮肤。

黄豆芽中的维生素 B₂ 和维生素 E 能保护皮肤及微血管，防止小动脉硬化，也能预防老年性高血压。黄豆芽是益寿食物之一。

青少年要多吃黄豆芽，因为其中的核黄素、叶酸有助于生长发育。成年人多吃黄豆芽可促进新陈代谢，减少体内乳酸堆积，消除疲劳，利尿又通便。

春天是维生素 B 群容易缺乏的季节，多吃些黄豆芽可以有效防治口角炎。黄豆芽富含纤维且热量低，是瘦身者的理想食品。

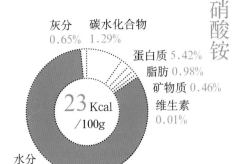

灰分 0.65%　碳水化合物 1.29%
蛋白质 5.42%
脂肪 0.98%
矿物质 0.46%
维生素 0.01%

23 Kcal /100g

水分 91.19%

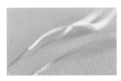

根：淡褐色，自然栽培的豆芽根会非常细长。

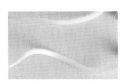

茎：白胖有光泽。

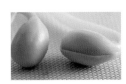

豆仁：淡黄色或有些微泛绿都是正常的。

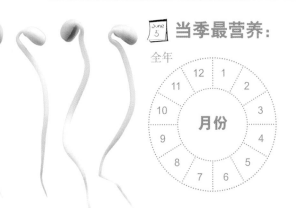

当季最营养：

全年

月份

12 1 2 3 4 5 6 7 8 9 10 11

日常处理：

黄豆芽因含有丰富的蛋白质而不耐储存，最好是当日食用，或用盐水烫熟后再用保鲜盒装起来冷藏，并于 1～3 日内食用完毕。

精选最美味：

购买豆芽时是不能用手挑的，因为豆芽易因翻动而受损，因而只能用肉眼判断豆芽的品质。只要茎部鲜嫩有光泽，没有变黄或变黑，以及没有异味即可。

绿豆芽

花种子芽菜

搭配姜丝或韭菜一起料理 可中和寒性

绿豆芽含有丰富的维生素 A、B、C 和矿物质钾、钙、铁等。缺乏维生素 A 易引发夜盲症，缺乏维生素 B_2 则会引起口角炎，吃些绿豆芽对此类病症均有改善的作用。绿豆在发芽过程中维生素 C 会增多，而其中的蛋白质会分解为人体所需要的氨基酸。绿豆芽中的蛋白质是绿豆原含量的七倍，因而绿豆芽的营养价值比绿豆更高。

此外，绿豆芽可减少胆固醇和脂肪的堆积，有助于防止心血管病变。中医则认为，经常食用绿豆芽可清热解毒、利尿除湿。常吃绿豆芽，也有清肠胃、解热毒与洁牙的作用。

绿豆芽属于寒凉食物，脾胃虚寒、容易腹泻之人应适量食用；患有慢性肠炎、慢性胃炎的人也不能多吃。烹调绿豆芽时应配上一点姜丝、椒丝、韭菜等一同炒，也可以中和它的寒性。

灰分 0.32%　碳水化合物 4.67%
蛋白质 2.52%
脂肪 0.32%
矿物质 0.29%
维生素 0.1%
25 Kcal /100g
水分 91.78%

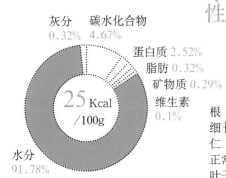

根：呈淡褐色，自然栽培的豆芽根会非常细长。茎：白胖有光泽，长短不一。豆仁：淡黄、淡紫色，或有些微泛绿的都是正常现象，有些还可以见到叶子，但如果叶子变绿了口感就变差了。

当季最营养：

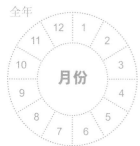

全年

月份

12 1 2 3 4 5 6 7 8 9 10 11

日常处理：

散装的绿豆芽一般都会泡在水里贩卖，因此不耐储存，必须当日食用。

精选最美味：

在市场上购买豆芽，最好选在上午。购买时要注意茎部是否鲜嫩有光泽，有没有变黄或变黑，还要闻一闻是否有异味。超市的豆芽则是以袋装贩售，要注意是否有水伤或是断裂过多的情形，这些都是不新鲜的表现。

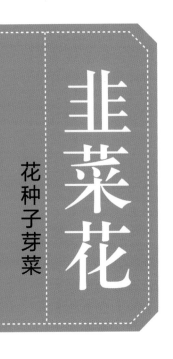

韭菜花

花种子芽菜

气血通畅精神好

早晨爬不起来的孩子要吃二月韭

韭菜花含蛋白质、脂肪、糖类和维生素 A、B、C 及膳食纤维、钙、磷、铁等营养物质。韭菜花中的维生素 A，对于夜盲症或干眼症有辅助食疗之效果。韭菜花的营养成分与韭菜差异不大，只是气味较淡，水分糖分多，所以口感也更佳。

食用韭菜能增加身体的能量和提升抵抗力，而食用韭菜花也有类似功效。甚至有研究指出，韭菜花的有机锌含量远高于龙虾。吃龙虾有增加胆固醇之顾虑，而吃一把韭菜花的效果相当于吃三只龙虾，可说是物美价廉。

韭菜花还能使女性经期顺畅，预防不孕症，对于抗癌、抗氧化、促进伤口愈合、预防青春痘或皮肤干燥等问题也有一些功效。

以中医的观点来看，韭菜花具有温暖肠胃、促进食欲等作用，对于身体怕冷、血液循环不良的人，经常食用韭菜花或是韭菜都可帮助血液循环顺畅，让气色变好。

灰分 0.53%
碳水化合物 4.05%
蛋白质 1.85%
脂肪 0.18%
矿物质 0.26%
维生素 0.03%

18 Kcal / 100g

水分 93.1%

花梗：白色的前端纤维多，可去除一些，鲜嫩的绿色花梗具有弹性。

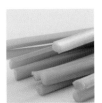

花蕾：由许多小花组成，因此一个苞里头有许多白色的小花苞，盛开时为伞状。

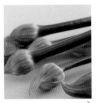

🗓 当季最营养：

全年

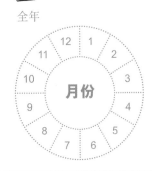

月份

🎁 日常处理：

韭菜花采收之后若没有适当的保鲜，很快就会老化，纤维素增多而使口感变差。因此购买后务必尽快食用或冷藏，并于 1～3 日内食用完毕。

💡 精选最美味：

选择花蕾肥大、饱满结实，没有枯黄或萎烂，花梗挺拔有弹性，花茎切口处新鲜不萎缩的韭菜花。

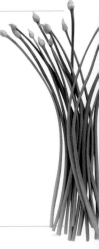

棉豆

花种子芽菜

去除外膜再料理 可避免引发胀气

棉豆又名菜豆、皇帝豆等，跟四季豆、豇豆这类吃嫩豆荚的蔬菜不同，棉豆只吃种子。从营养学观点来看，棉豆应属豆蛋鱼肉类，而非蔬菜。100 克棉豆含蛋白质 8.7 克、糖类 18.3 克、热量 108 大卡，跟豆腐差不多，却又比白米饭低。

棉豆是高铁食物，尤其对于素食者来说，棉豆是很好蛋白质及铁质来源，可以预防贫血。此外，棉豆的磷、钾含量高，属于高钾食物，对骨骼、牙齿与身体新陈代谢、成长发育有很大的帮助。

不过，肾脏病患食用棉豆要节制。此外，棉豆属于普林食物，处于急性发病期的痛风患者要避免食用，平日摄取也要适量。

棉豆外膜的纤维素含量高，较难嚼碎，消化功能较差、有胃溃疡病史的人不宜吃太多，或是将外膜去除后再吃，可以避免引发胀气。

灰分 1.62%
碳水化合物 20.13%
蛋白质 8.35%
脂肪 0.39%
矿物质 0.88%
维生素 0.02%
水分 68.61%

108 Kcal /100g

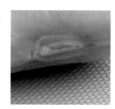

新鲜的棉豆，豆脐洁白干爽不泛黄。

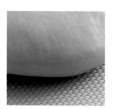

用刀在此处划一刀，吃的时候可以很容易去掉外膜。

当季最营养：

12 月～次年 3 月

月份

12 1 2 3 4 5 6 7 8 9 10 11

日常处理：

新鲜的棉豆就跟玉米一样，买回家后立即煮食的滋味最好，尽可能在 1 ～ 7 日内料理，存放太久甜度、鲜度都会降低，风味变差。

精选最美味：

选购表面干爽、白绿色有光泽的豆子，若有泛黄迹象则是储存多日的，不要购买。

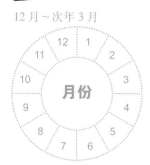
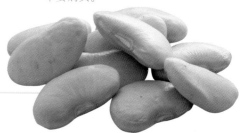

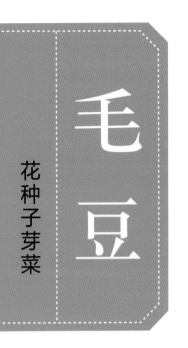

毛豆

花种子芽菜

帮助调节血压　口感软甜　老人小孩的最爱

毛豆是大豆豆荚发育至八分熟时采收的鲜豆荚，此时豆荚上附有许多茸毛，因而称之为毛豆。毛豆是大豆的一种，大豆有许多品种，如黄豆、黑豆、青皮豆、毛豆等，其中以毛豆最适合蔬菜用途。

除了含有人体所需的五大营养素之外，毛豆还具有养生保健之功效。毛豆的食物纤维含量很高，可促进胃肠蠕动，预防便秘。而毛豆的灰分呈碱性，可中和体内的酸性血液，有利于肠胃的消化与吸收，预防脂肪代谢异常。

毛豆所含的异黄酮类物质，可以消除活性氧的作用，降低血液中胆固醇，防止动脉硬化；还可以增强红细胞细胞膜，预防贫血。而毛豆所含的皂素也是抗老化、改善血清脂质、降低血液中性脂肪以防止血栓作用之要素。

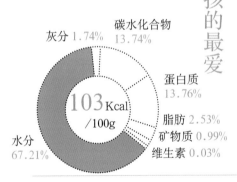

灰分 1.74%
碳水化合物 13.74%
蛋白质 13.76%
脂肪 2.53%
矿物质 0.99%
维生素 0.03%
103Kcal/100g
水分 67.21%

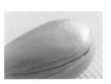

外膜：富含纤维素，可食用，不需去除。

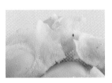

边膜：新鲜毛豆带有干爽的白绒层。

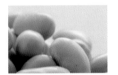

豆仁：青绿色有光泽。

当季最营养：

2月～5月为本省产季，其他季节多为进口。

月份
（12 1 2 3 4 5 6 7 8 9 10 11）

日常处理：

新鲜毛豆不耐存放，购买后要立即冷藏，并尽可能于1～3日内料理，或汆烫保存。

精选最美味：

新鲜毛豆的豆仁青绿饱满，表面干爽带有白绒边膜。新鲜毛豆被手抓摸后表面容易受损，同时容易腐坏，因此在贩卖前都会装袋。购买前除了用眼睛察看，也要将袋子打开来闻，新鲜毛豆有豆香味，不会有酸腐味。

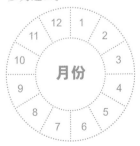

花豆

花种子芽菜

改善脚抽筋 痛风者不宜多吃

花豆因其表皮有花纹而得名。花豆中含有丰富蛋白质及维生素 B_1、B_2 和矿物质磷、铁、钙等营养素，可以改善便秘，也能降低血糖和胆固醇，并有助于预防心血管疾病的发生。

维生素 A、B_1 能帮助恢复体力，可强化心脏及神经系统的功能。钙则有助于改善腿部痉挛的症状。花豆中淀粉多，是制作糕饼的好馅料，属于高热量食物，有意减重者应适量摄取。

中医认为花豆有祛湿、祛水肿、治脚气的功效，还可以调理胃肠消化。新鲜花豆可直接用水煮后当成零嘴吃，或者与排骨一同炖汤。

花豆所含的普林不低，痛风及尿酸过高的患者不宜食用过多。此外，肾脏病患不宜摄取过多的钾，所以也不宜食用过量。

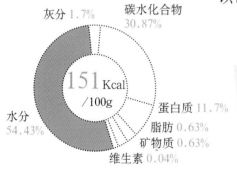

灰分 1.7%　碳水化合物 30.87%

151 Kcal /100g

蛋白质 11.7%
脂肪 0.63%
矿物质 0.63%
维生素 0.04%

水分 54.43%

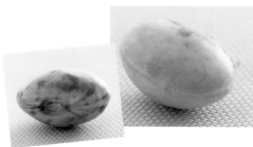

左／花豆的表皮为粉白色，靠近豆脐的地方带有红斑纹。右／花豆背后斑纹较少。

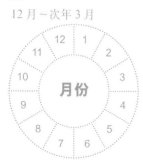

当季最营养：

12 月～次年 3 月

月份

12 1 2 3 4 5 6 7 8 9 10 11

日常处理：

新鲜的豆类容易坏，因此务必冷藏，并尽可能在 3～5 天内料理，这样才能吃出鲜甜的味道。若须保存较长时间可直接冷冻。

精选最美味：

选购花豆时以表皮带有光泽、豆仁大且饱满、色泽白色带有红色斑纹者为佳。

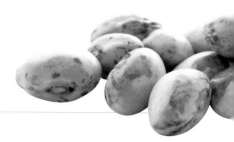

莲子

花种子芽菜

秋天吃莲子 养心又安眠

莲子含有维生素 B_2、E 及蛋白质、钙、磷、铁、钾等营养素。钙、磷、钾是构成牙齿和骨骼的重要成分，同时维持心脏的正常收缩以及神经的传导；磷能促进蛋白质及脂肪的代谢，维持体内酸碱平衡。

莲子除了营养丰富，还有助于气血循环以及安神养心，对于贫血或容易疲劳者有辅助食疗的效果。莲子也常用于药膳中，作为病后或产后身体调养的良方，与山药一起食用更具养心的作用。

市售莲子有新鲜与干燥的两种。鲜品有季节性，仅在夏秋可购得，所以一般药膳多采用干燥莲子。干燥莲子有省产与进口两种，价钱也有差异，品质自然是以省产为首选。莲子虽营养，但感冒、消化不良与大便燥结者不宜多食。

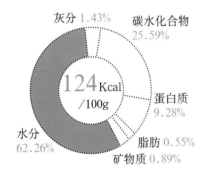

灰分 1.43%
碳水化合物 25.59%
124 Kcal /100g
蛋白质 9.28%
水分 62.26%
脂肪 0.55%
矿物质 0.89%

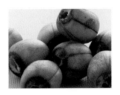

尚未除去褐色外膜的莲子：莲子的外膜可以食用，不一定要去除，只是煮汤时汤汁会带有颜色。

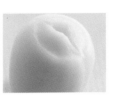

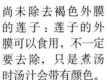

莲子：是莲花凋谢后所结出的莲蓬里头的种子。

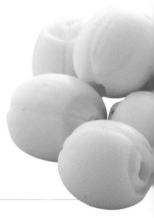

当季最营养：

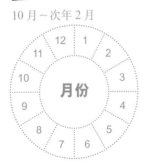

10 月～次年 2 月

月份
12 1 2 3 4 5 6 7 8 9 10 11

日常处理：

新鲜莲子不耐储存，要尽可能在 1～3 日内使用。冷冻莲子可以保存数月不坏，若短时间内不食用不妨直接冷冻，料理时直接使用即可，不需解冻。

精选最美味：

表皮浅褐色，去皮后近似象牙色，气味清新不刺鼻的为佳。不要购买颜色太白，或表皮有浸泡痕迹的莲子。

豌豆

花种子芽菜

为产后母乳喂养的妈妈增加乳汁分泌量

豌豆含有维生素、矿物质、蛋白质等营养。省内的新鲜豌豆产期在 12 月至 3 月。

传统市场有带荚豌豆及豆仁两种贩售，带荚豌豆较耐贮藏。剥好的豆仁不能泡水，否则会失去细嫩柔软的口感与甜味，豆仁也会变得较硬。研究显示，豌豆可抗菌消炎，也可增强新陈代谢。豌豆中的维生素 C 可保护细胞、美白防老、抗自由基，同时具有降低血液中胆固醇的作用。豌豆中的植物雌激素对于更年期的妇女有保养的作用。

豌豆除煮汤、炒食外，亦可将其与饭一块煮，营养又好吃。此外，豌豆吃太多会发生腹胀，容易消化不良的人一次食用的量以 80 克左右为宜。

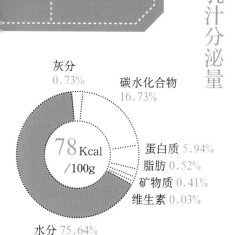

灰分 0.73%
碳水化合物 16.73%
78 Kcal /100g
蛋白质 5.94%
脂肪 0.52%
矿物质 0.41%
维生素 0.03%
水分 75.64%

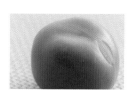

表皮：新鲜豌豆仁表皮略带粉绿，纤维多，制作豌豆泥时要先将表皮去除。

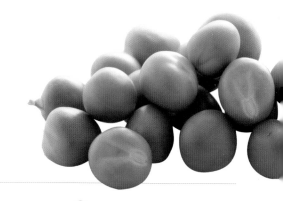

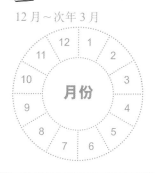

当季最营养：

12 月～次年 3 月

月份
12 1 2 3 4 5 6 7 8 9 10 11

日常处理：

传统市场有带荚豌豆及豆仁两种贩售。带荚豌豆较耐贮藏，冷藏可保存 7 ~ 10 天。已剥好的豌豆仁要尽可能在 3 ~ 5 内料理，这样才能吃出鲜甜味。

精选最美味：

豆仁表面干爽、鲜绿饱满的为佳。小一点的豆仁较鲜嫩勿久煮，大的豆仁淀粉多，可多煮一会儿。

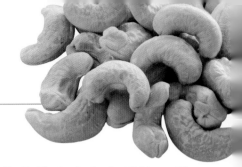

坚果
CHAPER7

这样吃最好

坚果富含油脂，在食物代换表上和食用油一样，都被归类为脂肪类食物。高热量高脂肪是它们的特性，因此也是榨油的好原料。

生坚果一般会含有较多的植物酸，其中一种叫单宁的植物酸，人吃多了会出现呕吐、胃胀、食欲减退等不良反应。而生杏仁中还含有毒成分，但是经炒熟后毒性会降低不少。

晒干或炒熟的坚果，其中的植物酸含量也会大大降低，吃起来比较安全。然而，炒制时间也不宜过长，长时间高温加热会破坏坚果中的维生素等营养成分。而用油煎炸坚果，不但油腻又难消化，也不利于健康。

坚果生长在高温高湿的环境下，容易出现霉菌污染的问题，或是其他因素导致的外观或品质不佳。一些加工业者会使用漂白剂，如二氧化硫类的化学品，对坚果进行处理，以此来消除杂色斑迹，导致果仁残留有过多的有害化学物质。

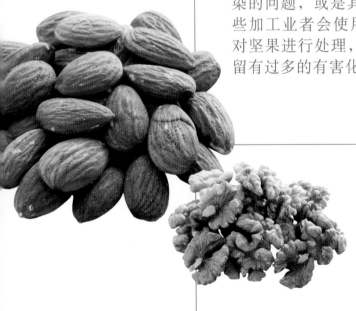

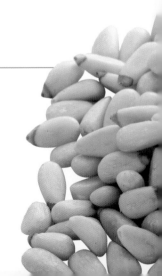

外观这样挑：

　　一般超市或大卖场都是贩售包装完整的坚果，购买时主要看进口地与品牌，其次是保存期限与日期。

　　购买散装品因无产地、保存期限与日期可参考，必须从外观来判断。挑选果粒完整、饱满有光泽的坚果，如果碎屑或粉质多，有可能是存放较久的坚果，不新鲜。

　　此外，用鼻子闻一下是否有油耗味，也可以试吃一两颗，看看口感和味道对不对，再决定要不要购买。

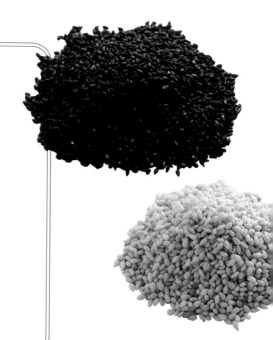

保存这样做：

　　坚果含有较多的不饱和脂肪酸，同时也容易发生氧化酸败的问题。食用酸败的坚果对健康有危害。坚果也很容易受到霉菌的污染，尤其是在高温高湿地区，一旦开封就必须冷藏保存。而生坚果不管开封与否都必须冷藏才能保鲜。

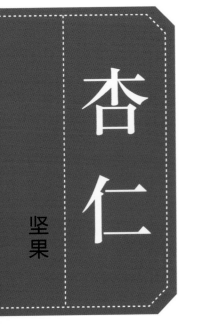

杏仁

坚果

缓解因吸烟产生的干咳多痰的症状

一般市面上的杏仁约可分两种：作为药膳或药用的北杏，即苦杏仁；以及我们日常食用的南杏，即甜杏仁。北杏外观短小，贩售时均已去皮剖半，或磨成粉状，闻起来有浓浓的杏仁豆腐味，嚼食有明显的苦味。

杏仁是四大坚果中唯一的性凉之物，所以非常适合在干燥的秋季食用。杏仁具有止咳、润肺、止喘的作用，有助于缓解秋天常出现的咳嗽症状，还有美肤的疗效。古代宫廷美颜秘方中，不可或缺的往往就是杏仁。

杏仁富含不饱和脂肪酸和维生素 B_{17}、C、E，有助于降低血液中的胆固醇，保持心脏健康。此外，也有研究显示，北杏能对癌细胞产生破坏作用，但北杏有轻微毒性，不可生食，也不宜大量食用。

南杏，即我们常吃的甜杏仁，属于食品中的坚果类，常添加于糕饼中，其外观除了颗粒状，也有薄片、细粒及条状等。南杏含有丰富的维生素 B_2 和钙、铜、铁、钾、锌，并含单元不饱和脂肪酸、蛋白质，能清除自由基，帮助肌肤抗氧化，抑制黄褐斑的形成。

不过，加工过的甜杏仁是热量很高的食物，尤其是糖酥口味的，会让人不知不觉就吃得过多。而咸味的杏仁吃多了也会摄取过多的人工添加物和钠，喜欢吃甜杏仁的人不妨购买干燥的生杏仁，再用烤箱低温烘烤更能吃出健康。

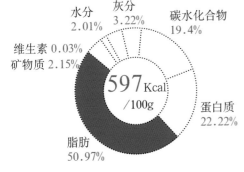

水分 2.01%
灰分 3.22%
碳水化合物 19.4%
维生素 0.03%
矿物质 2.15%
597 Kcal /100g
蛋白质 22.22%
脂肪 50.97%

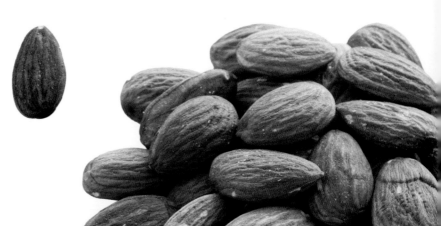

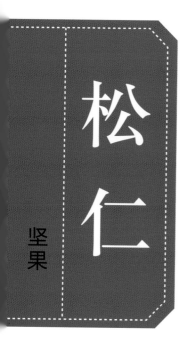

松仁

坚果

预防老年痴呆　增强记忆力

松仁是松科植物的种子，也是常见的坚果之一，有"果中仙品"的美名。松仁含蛋白质、钙、磷、铁等多种矿物质和维生素，从现代营养学来看，它不仅是一种零食，还可促进新陈代谢，滋补强身。

松仁所含油脂大多为亚油酸、亚麻酸、花生四烯酸等不饱和脂肪酸，具有增强脑细胞代谢、促进和维护脑细胞功能以及神经功能的作用。老年人常食松仁有助于预防心血管疾病；中年人常食松仁也有利于抗老防衰、增强记忆力。

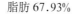

水分 1.87%
灰分 2.61%
碳水化合物 9.38%
维生素 0.04%
矿物质 1.55%
669 Kcal /100g
蛋白质 16.62%
脂肪 67.93%

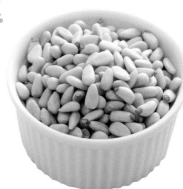

日常处理：

松仁属于昂贵食材，若因疏忽而变质必须丢弃，非常可惜，因此买回家后不管开封与否都需要冷冻保存，以确保品质。

精选最美味：

选择颜色呈象牙白、有光泽，表面看起来干燥、颗粒大，形体完整不碎烂的松仁，闻起来没有油耗味的为佳。

芝麻

坚果

白芝麻含植物鱼油可活化脑细胞

芝麻含有辅酶Q_{10}，能保养肌肤，强化呼吸道功能，是现代美女趋之若鹜的天然保养品。以中医的观点来看，芝麻能温肺润肠、补肺气、益肝肾、乌须发、补气养血等。

现代科学研究则显示，黑芝麻含有蛋白质、不饱和脂肪酸、糖类、膳食纤维、维生素B群与叶酸等营养素。芝麻中的铁和维生素E有预防贫血、降低胆固醇、活化脑细胞的作用。

芝麻中的 α 亚麻酸及各种不饱和脂肪酸在人体内可直接转化成DHA和EPA，因此芝麻可说是一种经济实用的"深海鱼油"。

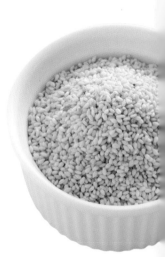

水分 1.83%
灰分 6.47%
碳水化合物 22.2%
维生素 0.04%
矿物质 3.15%
蛋白质 16.45%
519 Kcal /100g
脂肪 49.86%

黑芝麻

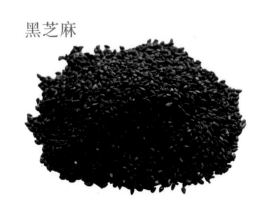

白芝麻

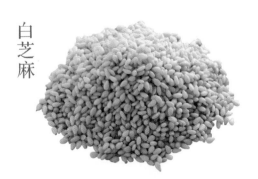

核桃

坚果

保持精子活跃 补充脑部养分

核桃仁中含有锌、锰、铬等人体不可缺少的微量元素。人在衰老过程中体内的锌、锰含量日渐降低，铬有促进葡萄糖利用、胆固醇代谢和保护心血管的功能。核桃还含糖类、蛋白质、膳食纤维、多种维生素及铁、铜、镁、磷等矿物质。

此外，核桃中有数百种相当微量的微营养素，具有抗氧化、增强免疫力、抗肿瘤、抑菌等效果，是合成体内抗氧化酶的关键元素。核桃还具有许多有益于神经系统生长与发育的营养要素，在吸收过程中可彼此互补，被脑部迅速吸收利用，达到补充脑部营养的目的。

美国饮食协会更建议人们每周吃两到三次核桃，尤其是中老年人和停经妇女。因为核桃中所含的精氨酸、油酸、抗氧化物质等能保护心血管，对预防冠心病、中风、老年痴呆等效果显著。

经常食用核桃既能健身又能抗衰老。食用时不要将核桃仁表面的褐色薄皮剥掉，这样会损失一部分营养。尽管核桃营养价值高，但同其他坚果一样，皆属于热量相当高的食品。故一次不宜食用太多，以免发生腹泻。

水分 3.43%
维生素 0.02%
矿物质 1.13%
灰分 1.85%
碳水化合物 10.39%
蛋白质 14.59%
脂肪 68.59%

665 Kcal /100g

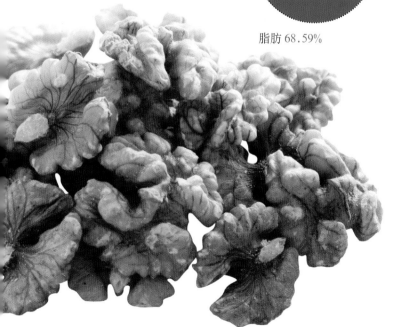

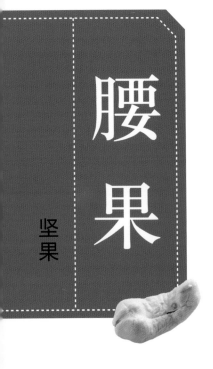

腰果

坚果

滋润皮肤和消除疲劳

腰果、榛子、核桃、杏仁被誉为"世界四大坚果"，每天吃几颗对身体有很好的保健作用。腰果经烘烤或油炸后洒上少许盐或糖，即是十分可口的零嘴，同时也含很高的热量，其热量来源主要是脂肪，其次是碳水化合物和蛋白质。

腰果的脂肪酸中主要是不饱和脂肪酸，其中油酸占不饱和脂肪酸的90%，亚油酸仅占10%，因此，腰果与其他富含亚油酸的坚果相比，酸败的可能性较小。适当摄取腰果有助老年人预防动脉硬化、心血管疾病、脑中风和心脏病等，对于维生素摄入不足的老年人平时最好能多吃点腰果。

腰果中维生素 B_1 的含量仅次于芝麻和花生，可补充体力并消除疲劳。腰果含丰富的维生素 A，是优良的抗氧化剂，能使皮肤有光泽、气色变好。但也有研究显示，腰果内所含的蛋白质容易诱发过敏，因而过敏体质者少食为好。而腰果含有较多的油脂，肠炎、腹泻或痰多患者也不宜多食。

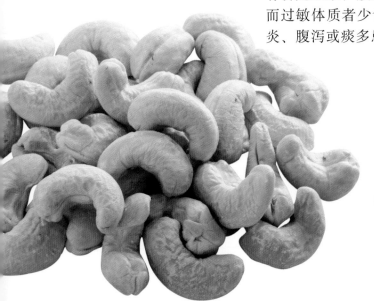

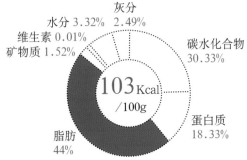

水分 3.32%　灰分 2.49%
维生素 0.01%
矿物质 1.52%
碳水化合物 30.33%
103 Kcal /100g
蛋白质 18.33%
脂肪 44%

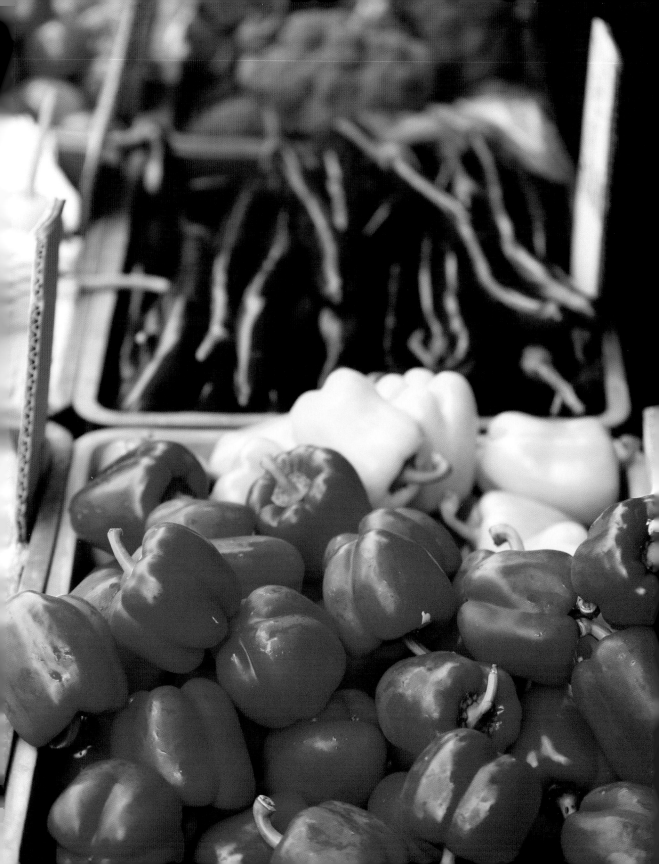

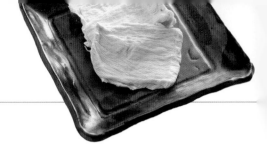

豆制品

这样吃最好

豆制品是以黄豆制成的食品，目前台湾所进口的黄豆有基因改造与非基因改造的有机黄豆等，其软硬不同的口感则是与其所添加的石膏多寡有关。

豆制品是亚洲人非常喜欢的食物，早期西方国家并没有这类食材，随着中西文化交流以及素食主义和健康食品的风行，现在国外的亚洲产品市场、农产品市场、健康食品店和大型超级市场都能买到。

外观这样挑：

黄豆制品一般来说不会很白，而是淡淡的黄色，尤其是表皮接触到空气的地方会更黄，这才是正常的。有颜色的豆干多数都是用色素来染成的，只有少数的有机豆干会用酱油来染色。

传统市场的豆腐摊贩没有冷藏设备，夏天采买记得趁早，越到中午豆腐的新鲜度会越低。买之前用鼻子闻一下有没有酸败味，只要觉得有异样就不要购买。在炎炎夏日购买超市的盒装豆腐，只要注意保存期限多半都不会有问题。至于油炸过的豆腐虽然较耐保存，但品质无法管控，劣质的油炸豆腐吃多了有害健康，因此不要购买有油耗味的产品。

保存这样做：

　　豆腐、豆干如果没有添加防腐剂都不耐保存，买回家后要立即冷藏，并尽可能在当天，或是 1 ～ 2 天内用完。豆腐可以切小块冷冻做冻豆腐，这样可以保存一两个月，但口感会改变。油炸过的豆腐可以冷冻保存，口感不受影响。

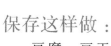

清洁这样做：

　　新鲜豆制品属于清洁食材，在料理前快速冲洗一下即可，不要浸泡在水里。油炸过的豆制品最好在滚水中煮一下，去除表面附着的炸油再料理。

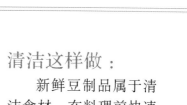

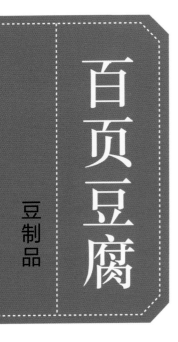

百页豆腐

热量极高　小心食用

豆制品

长条状的百页豆腐质地有弹性，买菜时不小心压到也不会变形，其口感和一般的豆腐不同，冷冻过口感也不会改变。百页豆腐无论是煎、煮、炒、炸或是整块卤都适合。

百页豆腐的口感主要来自于其制作的技术与方法，一般豆腐的原料只有黄豆，而百页豆腐在制作过程中则多加了面粉和沙拉油，然后就像做沙拉酱般用机动搅拌八小时，将空气打入，所以口感变得弹软有嚼劲。而添加的这些沙拉油、砂糖与盐让百页豆的热量是盒装嫩豆腐的四倍，吃完一包重约 500 克的百页豆腐，热量已接近 1 千大卡，需要控制体重的人要注意。

现代人讲求健康，但一不小心就会买到充满添加物、高油、高钠的加工豆腐，摄取过多的热量甚至会造成身体的负担。想吃到健康的豆腐，料理方式愈简单愈好。

灰分 1.21%
碳水化合物 2.4%
蛋白质 13.38%
脂肪 16.97%
197 Kcal /100g
矿物质 0.61%
维生素 0.01%
水分 65.42%

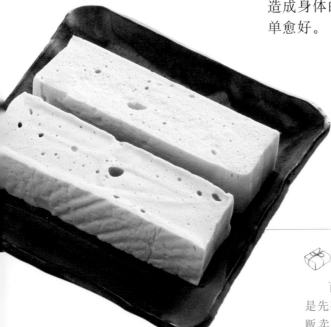

日常处理：

百页豆腐制作完后都是先冷冻再出售，市场所贩卖的都是已经解冻的，买回家若不当天料理就要立即冷冻保存。

精选最美味：

用手指轻摸，表面没有黏滑感，闻起来没有酸味或异味的为佳。

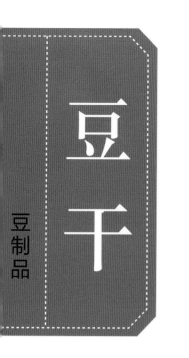

豆干

豆制品

选择天然焦糖来染色较安心

豆干的制作过程和豆腐相同，但需经过脱水、压缩才能制成口感硬实的豆干。将豆腐碾压水分所形成的豆干呈暗白色，豆干水分多则易腐坏。在传统的做法上会用俗称"酱色"的焦糖煮过之后让豆干上色，借此减少豆干中的水分，延长保存时间。

豆制品很容易变质，所以用添加防腐剂的方式来保存的情形也很常见。目前制作豆干允许添加食用黄色色素 4、5 号，所以颜色金黄鲜艳的豆干多数是加了食用色素制成的。

用天然焦糖染色的豆干较易脱色，用手触摸可能会沾染少许糖色。用天然焦糖染色的豆干切开后里头呈白色；而用色素染成的豆干因色素较易渗进豆干里，故切开后仍为外表颜色。此外，色素较不易溶于水，而豆干久置会出水，若是所渗出的水呈淡咖啡色则表示是用焦糖上色的。

◎ 还有这些品种 ◎

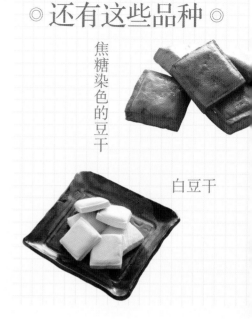

焦糖染色的豆干

白豆干

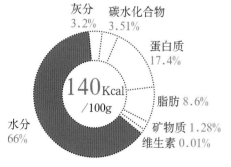

灰分 3.2%
碳水化合物 3.51%
蛋白质 17.4%
140 Kcal /100g
脂肪 8.6%
矿物质 1.28%
维生素 0.01%
水分 66%

📦 日常处理：

豆干的蛋白质含量高，放在室温下几个小时就会腐坏出水，因此买回家后要立即冷藏并于 1～2 天内料理。

💡 精选最美味：

表面柔润，摸起来有弹性，无异味的才是新鲜豆干。摸起来湿黏或是比较涩的是泡过双氧水的，这两种都不要购买。

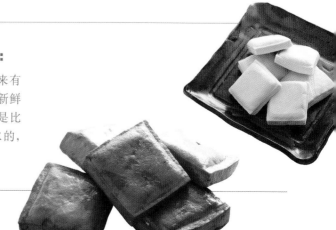

豆腐皮

豆制品

制作费时费力　保存不当易腐坏

豆腐皮是利用豆浆接触空气时表面会凝固的原理来制作的。其制作过程完全依赖人工，完成每一张豆腐皮都像在跟时间赛跑。在100度的豆浆中用长竹筷重复捞起每一张薄膜，再将其卷折，一不小心还会被烫伤。

在生产豆腐皮的过程中，豆浆经过数小时的加热会产生沉淀物与褐变，所以每隔四五小时需清洗凹槽，再重新注入新豆浆继续制作。有些市售的豆腐皮，为求卖相好，更为防止褐变而消耗豆浆，往往在豆浆中加入化学添加物，如消泡剂、安定剂及非法漂白剂和防腐剂，来增加豆腐皮表面的张力，使它不易破损，色泽均匀，有较长的保存期限，以此来吸引消费者购买。

在生产过程中，传统制作工艺会有许多变数影响豆腐皮的品质，困难程度也相对增加，这也是为什么坚持传统做法的豆腐皮业者越来越少的原因。

市场上的豆腐皮被叠成小小的方形出售，除了白色的豆腐皮之外，也有油炸过的。购买生豆腐皮在家自己煎炸并不麻烦，也较卫生。另有一种传统的豆腐皮，是用日晒法干燥后一大张一大张地出售，经过太阳曝晒的豆腐皮有特殊的芳香，只是不容易买到。

◎ 还有这些品种 ◎

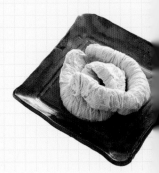

卷成条状的豆腐皮吃起来口感较紧实。

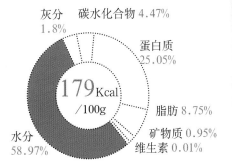

179 Kcal /100g

灰分 1.8%
碳水化合物 4.47%
蛋白质 25.05%
脂肪 8.75%
矿物质 0.95%
维生素 0.01%
水分 58.97%

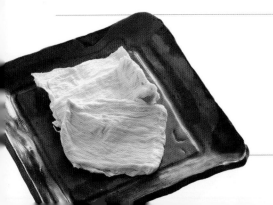

📦 日常处理：

买回来的豆腐皮若不当天食用就要立即冷冻保存。

💡 精选最美味：

未经油炸的豆腐皮用手指轻摸，表面没有黏滑感，闻起来没有酸味或异味才可购买。

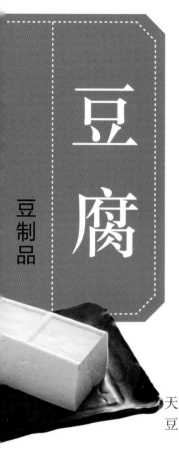

豆腐

豆制品

香浓豆味 煎煮炒炸皆适宜

传统豆腐，又称木棉豆腐、板豆腐，质地较硬。菜市场的传统豆腐被一大块一大块地叠放在木板上贩卖，表面可见格子纹，依需要大小切块购买。因质地扎实，传统豆腐很适合煮味噌汤或干煎、油炸、红烧等。在高温烹煮时，豆腐内部会产生蜂巢般的孔洞，能吸附汤汁，吃起来非常美味。

◎ 还有这些品种 ◎

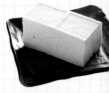

传统豆腐质地较硬，适用于煎煮炒炸等各种料理方法。

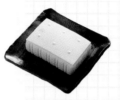

传统豆腐质地软嫩易碎烂，适用于清蒸凉拌煮汤。

嫩豆腐

鸡蛋豆腐

在豆腐中添加了鸡蛋，颜色较黄，口感像豆花，干煎煮汤最能吃出美味。

传统豆腐不会很白，而是有点淡淡的黄色。传统豆腐都是前一天深夜开始制作，早上送到市集时还温热着。另有一种较大块的嫩豆腐，质地软嫩，用于凉拌与煮汤，或冷冻制成冻豆腐。

豆腐所含的营养主要是蛋白质和其中所添加的钙或镁等元素，100克豆腐含钙量为140～160毫克。豆腐中的蛋白质含量是植物类食品中较高的，它还含有八种人体必需的氨基酸，以及动物类食物所缺乏的不饱和脂肪酸、卵磷脂等。同时，豆腐更含有丰富的大豆异黄酮。

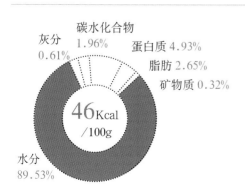

灰分 0.61%
碳水化合物 1.96%
蛋白质 4.93%
脂肪 2.65%
矿物质 0.32%
水分 89.53%

46Kcal /100g

日常处理：

传统市场里的新鲜豆制品是非常容易腐败的，买回来要尽可能当天料理，或切成适当大小冷冻做冻豆腐。

精选最美味：

表面呈淡淡的黄色，尤其是表皮接触到空气的地方会更黄，这是正常的现象。摊贩没有冷藏设备，夏天采买记得趁早，越到中午豆腐的新鲜度越差，买之前要用鼻子闻一下，保证没有酸败味。

油豆腐

豆制品

孔洞易吸汤汁　最入味

油豆腐的形状大小不一，除了方形、三角形之外，也有表面斜切多刀的。然而不管形状如何，几乎都是用传统豆腐油炸后制成的。

豆腐经过高温油炸，表皮香酥，内部会产生许多孔洞，在料理时易于吸收汤汁。油豆腐无论煎煮炒炸都是受欢迎的菜色，尤其是用来红烧或卤制，更能彰显其美味。

美味的油豆腐也不全然是好的，重复炸豆腐的油多少会吸收变质的油脂，因此油豆腐在料理前可用滚水煮一下，去除表面附着的油再料理。

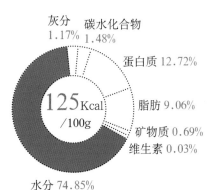

灰分 1.17%
碳水化合物 1.48%
蛋白质 12.72%
125 Kcal /100g
脂肪 9.06%
矿物质 0.69%
维生素 0.03%
水分 74.85%

日常处理：

当天来料理的油豆腐要冷冻保存。油豆腐即使冷冻，口感也不会改变。

精选最美味：

拿起油豆腐闻一下，有没有酸味或怪味，表面干爽不黏滑的才可以购买。夏天气温高，在没有冷藏设备的传统市场中，这类豆制品极易变质，即使是油炸的豆腐也一样。

烤麸

素食常用来取代肉类的口感

豆制品

烤麸是高筋面粉经过发酵制成的，也可以说是生面筋蒸熟制成的，是常见的素食食材之一。烤麸外表呈土黄色，内部多气孔如海绵，口感松软有弹性。料理前为求美味，会用手先撕成小块，而不是用刀切。烤麸质地较松软，刀切的压力会使其变扁，形状便不好看了。撕成块的烤麸再经油炸成金黄色，味道会比直接烹煮更好。

烤麸没有特别的味道，因此是所有食材的好搭档。素食馆常用烤麸来做三杯、红烧、糖醋等料理，或用作卤味的材料。因为烤麸的孔隙很多，很容易吸收汤汁与调味料，因此在料理时不妨多放些水，味道也不妨调淡一点，以免在水分不够的情形下使烤麸吸进过多盐分而变得太咸。

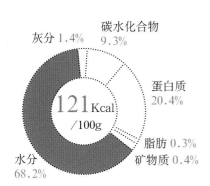

灰分 1.4%
碳水化合物 9.3%
蛋白质 20.4%
121 Kcal /100g
脂肪 0.3%
矿物质 0.4%
水分 68.2%

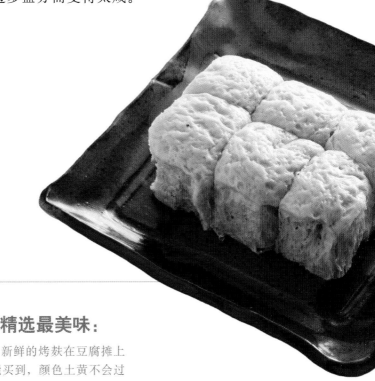

日常处理：

冷藏可保存约 3 ~ 5 天，冷冻可保存数月。冷冻前可先用手将烤麸撕成小块，使用时更方便。

精选最美味：

新鲜的烤麸在豆腐摊上都能买到，颜色土黄不会过白的为佳。选购表面干爽有弹性、闻起来无异味的烤麸。

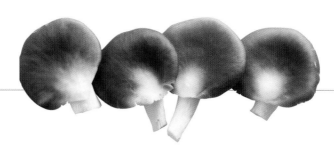

菌类
CHAPER7

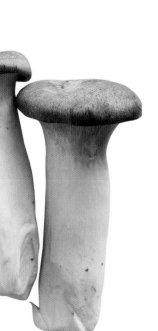

这样吃最好

菌类多用透气胶膜包装。刚采下来的菇类会继续呼吸，透气胶膜较能保持它的新鲜度。菌类在呼吸过程会产生二氧化碳和水分，在胶膜表面形成小水滴，而包装袋中的水分越多代表存放时间越久，选购时应多加注意。此外包装越干净完整的越好，且袋中没有太多水滴附着为佳。

购买散装的菌类应注意：

外观完整无损伤或变色：

菌类质地脆弱，在运送过程中容易因碰撞而造成损伤，若存放的时间长或温度高，损伤的面积会扩大，并加速腐坏。因此尽量挑选外观完整的菌类，散装菌类被人翻来拣去较不耐保存，买回家要尽快料理。

触感干爽有弹性：

新鲜的菌类用手摸起来干爽有弹性，黏黏滑滑或水水烂烂的就是存放过久或经过水洗或浸泡的，应避免购买。此外，将菌折处翻过来看，应排列整齐带有光泽，不会呈褐黑色。

味道带有清香：

菌类多半带有一点特有的味道，很难用言语形容这种原始的风味，一般来说新鲜的菌闻起来应该带有淡淡的清香，若有令人不悦的异味就是不新鲜了，请不要购买。

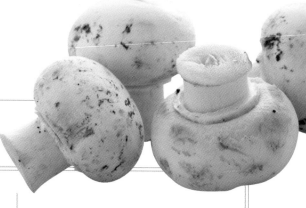

标示清楚：

超市贩售的菌类食材包装完整，外包装也会印有来源农场及其联络方式等。标示得越清楚，代表菌种来源清楚安全，对于农药及品质的控管也会较严格。

低温保存：

菌类含水量高，潮湿闷热的环境容易让细菌滋生，加速菌类的腐坏或变质。在储存与运送时必须全程低温，才能使菌类维持在刚摘下来的新鲜状态，延长存放的期限，维持良好的品质和口感，并保存更高营养价值。超市架上低温存放的菌类，不会遭阳光曝晒使鲜度降低，品质也比传统市场上的菌类有保障。不要一次购买太多，买回家后冷藏保存，尽可能当日食用，或在一两天内吃完，以免新鲜度降低。

料理之前的准备

在料理之际再取出，尤其在高温的夏天，应避免将菌类放在高温的厨房里，以免新鲜度降低或变质。

清洗：

因栽培技术的进步，现在的菌类都在清洁无菌的环境中栽培，可说是非常清洁的食材。包装完整的菌菇，有时会在梗头残留少许介质，用手即可剥除干净，密集丛生的金针菇则需用刀将末端切掉，再剥开来，将夹杂在其中的杂质除去即可，不一定要水洗。若觉得不习惯，可在下锅前迅速冲一下，水洗过的菌类不耐存放，务必尽快使用。

切：

菌类质地柔软，料理前不一定要用刀切，也可以用手顺着纤维剥开，手剥的口感和刀切的不同，不妨试试看。

煮：

新鲜的菌类不要久煮，若要炖鸡或排骨等肉类食材，应在炖好后才下鲜菇，煮熟即可。久煮会让鲜菇失去风味与口感，快炒方式最能能吃出菌类的鲜美。

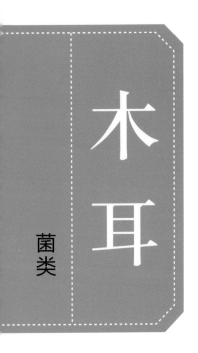

木耳

菌类

现代医学研究认为，属于胶质菌类的木耳可将残留在人体消化系统的灰尘、杂质吸附起来排出体外，达到清胃、涤肠的作用。木耳还有帮助消化纤维类物质的特殊功能，是早年理发师、纺织工人、矿山人员的保健食物。木耳没有特殊的味道，可与任何食物搭配料理，其胶质中所含的成分有助于防止血管硬化，促进血液循环。中医则认为木耳具活血补血、利五脏、清肺益气、消痔通便等功效。

此外，木耳含有高量的腺嘌呤核苷，可抑制血小板聚集，因此手术前后或拔牙前后，以及女性月经期间不宜食用黑木耳。

灰分 0.28%
碳水化合物 8.98%
蛋白质 1.1%
脂肪 0.15%
矿物质 0.14%
24 Kcal /100g
水分 89.35%

◎ 还有这些品种

新鲜白木耳带有香气，很受消费者欢迎。

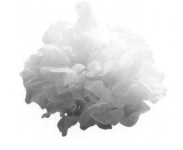

正面：略微透明的浅褐色至深褐色，光滑细致。

背面：未泡水前有白色绒毛感，浸过水后则和正面看起来差不多。

菌柄：短而不明显，颜色为浅褐色至米白色。

📅 当季最营养：

全年

11 12 1
10 2
9 月份 3
8 4
7 6 5

June 5

🎁 日常处理：

干爽未泡水的盒装木耳，则依其标示之保存期限而定。表面湿润的木耳是浸过水的，保鲜时间较短，宜趁新鲜尽快煮食。

💡 精选最美味：

表面干爽，背面有白色绒毛状，没有碎烂的情形或异味的为佳。

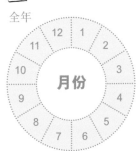

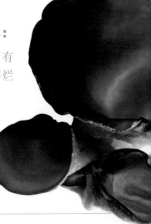

杏鲍菇含有多种蛋白质、氨基酸、矿物质和维生素，营养价值高，尤其含有多量的谷氨酸和寡糖，热量、脂肪含量低。杏鲍菇有一般菌类所没有的肥厚肉质，口感却又细脆爽嫩似鲍鱼，并有淡淡的杏仁味，是营养又美味的健康食材。

许多研究显示，菌类所含有的多糖体具有防癌抗肿瘤的功能。多糖体可刺激人体抑制癌细胞、强化身体免疫防御机制、减少体内自由基的产生，其含有的天然抗生素可以抑制病毒与细菌。

杏鲍菇适用于任何料理，不管是煎、煮、炒、炸都能吃出鲜美滋味。杏鲍菇含丰富的膳食纤维，可以减少热量及脂肪的吸收，对需要控制体重的人来说，选择清淡的烹调方法避免油炸，不但可提供饱腹感，又不用担心摄取太多热量。

菌类

杏鲍菇

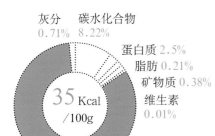

灰分 0.71%
碳水化合物 8.22%
蛋白质 2.5%
脂肪 0.21%
矿物质 0.38%
维生素 0.01%

35 Kcal /100g

水分 87.97%

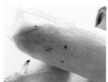

蕈柄：色泽乳白，粗大，形状为直筒或圆柱状。

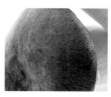

蕈盖：浅褐色或深褐色，表面干爽有粉状光泽。

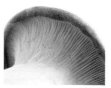

蕈折：内部为米白色至浅褐色。

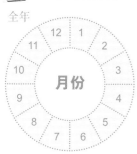

📅 当季最营养：

全年

月份

12 1 2 3 4 5 6 7 8 9 10 11

🎁 日常处理：

袋装的杏鲍菇较散装的耐储存，买回来的菇连同外包装一起冷藏可保存 3 ~ 7 天。

💡 精选最美味：

表面干爽、菇蒂肥厚，菇柄粗大有弹性、色泽乳白、外观完整，拿起来不黏手者为佳。

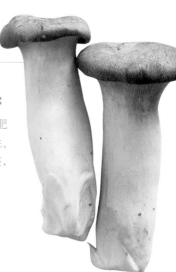

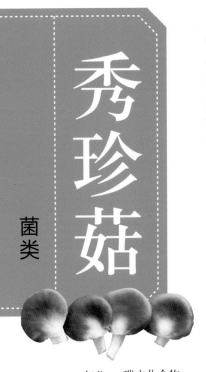

菌类

秀珍菇

秀珍菇中含有维生素 B_1、B_2、C 和烟碱酸、钾、铁、锌、钙、镁等营养成分，口感柔嫩，外形近似鲍鱼菇只是体形更娇小，两者都属蚝菇的一种。几乎所有菌类的保鲜时间都很短，购买后应趁新鲜尽快煮食才能吃出健康。菌类食物一般都具有低脂、低糖、低钠、低胆固醇、高纤、高蛋白质等特性，含有丰富的维生素 B 群、矿物质、氨基酸等。

研究显示，秀珍菇含有抗肿瘤的多糖体，对肿瘤细胞有抑制的作用。此外，秀珍菇含有多种养分，能改善人体新陈代谢、调整体质、稳定神经功能，对肝炎、慢性胃炎与十二指肠溃疡等有改善的功效。

秀珍菇不但可以降低血压、调节胆固醇，很适合老人及成长中的孩童食用，也是体重控制者的最佳食物。

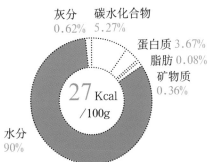

灰分 0.62%
碳水化合物 5.27%
蛋白质 3.67%
脂肪 0.08%
矿物质 0.36%
27 Kcal /100g
水分 90%

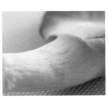

蕈柄：长而软，色泽乳白。

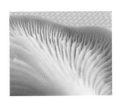

蕈折：排列整齐，内部为米白色。

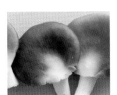

蕈盖：侧生，菇面小而薄，颜色呈灰色或淡褐色。

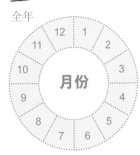

当季最营养：

全年

11 12 1 2
10 3
月份
9 4
8 5
7 6

日常处理：

连同外包装一起冷藏可保存 1～3 天。秀珍菇菇体形较小，保鲜时间较短，放置过久会变黑且易腐烂，宜趁新鲜尽快煮食。

精选最美味：

表面干爽完整，颜色呈灰色或淡褐色，菇柄短的秀珍菇较嫩。秀珍菇的菌伞因薄而软易裂，因此在包装与运送的过程中多少会有些受损，只要不碎烂都可以购买。

金针菇

菌类

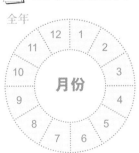

金针菇含有蛋白质、糖类、烟碱酸、膳食纤维、铁、钙、镁、钾等多种微量元素，及大量的维生素 B_1、B_2 等营养成分。金针菇中丰富的赖氨酸和精氨酸，有促进儿童智力与生长发育等功效，因此又有"增智菇"的别称。金针菇中的糖类可帮助人体提高免疫力，维生素 B_2 及烟碱酸对面疱及湿疹患者有改善的作用。经常食用金针菇还可以降低胆固醇，对高血压、胃肠溃疡、肝病、高血脂等疾病亦辅助食疗的效果。

金针菇含钾量高，肾脏功能不佳者需注意适量摄取。而生的金针菇含有秋水仙碱，会刺激肠道及呼吸道黏膜，严重的会导致呕吐、腹泻、腹痛等病症，因此务必煮熟再食用。此外红斑狼疮或某些关节炎患者，摄取这类食物可能会加重病情，而洗肾及肾功能欠佳者也不宜多吃。

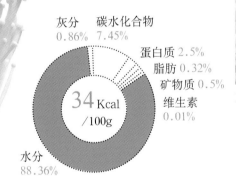

灰分 0.86%
碳水化合物 7.45%
蛋白质 2.5%
脂肪 0.32%
矿物质 0.5%
维生素 0.01%
34 Kcal /100g
水分 88.36%

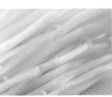

蕈柄：蕈柄细长，茎内为中空状。

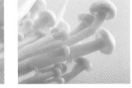

蕈伞：细小呈象牙白，表面干爽色泽光亮。

当季最营养：

全年

月份

12 1 2 3 4 5 6 7 8 9 10 11

日常处理：

金针菇不耐储存，购买后要尽快冷藏并于 2～3 日内食用完毕。

精选最美味：

购买包装完整，产地标示清楚的金针菇，若品质不佳则会有潮湿变色及酸腐味，不可购买也不能食用。

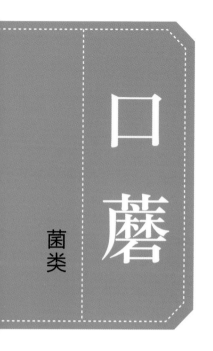

菌类

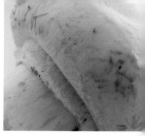

蕈盖：色白干爽有绒毛感，有时会因沾上栽培介质而有些浅褐色，这是正常现象。

口蘑又称白蘑，含有蛋白质、维生素 B_2、多糖体、氨基酸、钙、磷、钾、铁等营养成分。新鲜口蘑约含有 90% 以上的水分，因此在烹煮时会产生很多水分。口蘑脂肪含量低热量也极少，但铁质含量丰富，是充裕的铁来源，营养价值很高。

口蘑具有健胃、平肝的功能，并有降血压和安定情绪的功效。食欲不振、经常应酬或血压高的人，不妨多吃口蘑。吃口蘑还可以帮助消化，对慢肝炎也有很好的食疗功效。

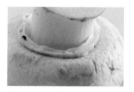

蕈伞：新鲜口蘑蕈伞紧密不会张开，切开来时内部近似米色或浅褐色，倘若变成深咖啡色就是存放多日的，不新鲜。

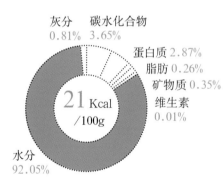

灰分 0.81%　碳水化合物 3.65%

蛋白质 2.87%
脂肪 0.26%
矿物质 0.35%
维生素 0.01%

21 Kcal /100g

水分 92.05%

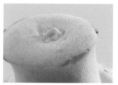

蕈柄：带有细微的绒毛，越短越新鲜。

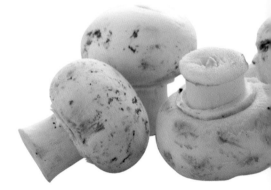

📅 当季最营养：

全年

12 1 2 3 4 5 6 7 8 9 10 11

月份

📦 日常处理：

口蘑不耐储存，买回来需立即冷藏，并于当日或 1~3 日内食用。

💡 精选最美味：

选购表面干爽、没有外伤、肉质肥厚菌柄短，菌伞未张开的口蘑，有时菇面会带点褐色的栽培土是正常的。口蘑表面若湿润，是经清洗与浸泡处理的，购买时要注意。

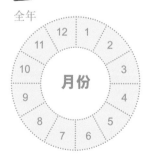

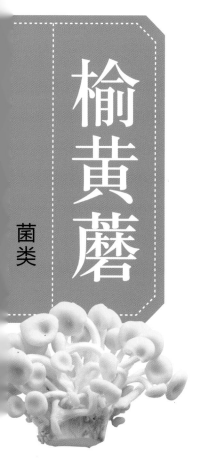

菌类

榆黄蘑

榆黄蘑又名金顶侧耳或黄金菇，是黄白侧耳菇的相似种，但体形较小。榆黄蘑闻起来有淡淡的清香，外表鲜黄娇小可爱，遇热后色泽会变淡，是近年来栽培的新兴菌类。最近的研究发现，由榆黄蘑液体培养所产生的多糖具有改善疲劳、提高免疫力及延缓衰老等作用。日本人则把榆黄蘑萃取成原粉，作为养生保健食品。

榆黄蘑适合快炒，味道鲜甜，可炒蛋或煎蛋，久煮易老化口感变差。

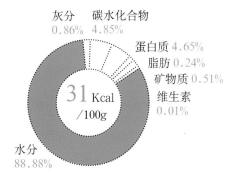

灰分 0.86%　碳水化合物 4.85%
蛋白质 4.65%
脂肪 0.24%
矿物质 0.51%
维生素 0.01%
水分 88.88%

31 Kcal /100g

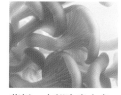

蕈折：内部为米白色。

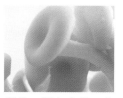

蕈盖：颜色金黄，表面干爽有光泽。

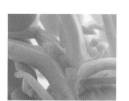

蕈柄：纤细的蕈柄底下连着一个宽大的蕈座，蕈座纤维较粗，可切薄些再料理。

当季最营养：

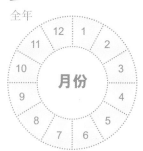

全年

月份

12 1 2 3 4 5 6 7 8 9 10 11

日常处理：

榆黄蘑不耐保存，冷藏约可保存 1 ~ 3 天，散装菇因被人翻来拣去，必须当天料理否则不要购买。

精选最美味：

购买超市的冷藏盒装菇比散装菇在质量上有保障。榆黄蘑质地脆弱，在运送过程中容易因碰撞而造成损伤，若存放时间长或温度高，损伤的面积会扩大，加速腐坏。因此尽量挑选外观完整、干爽有弹性的榆黄蘑。

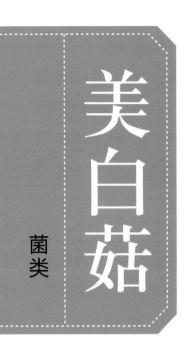

美白菇

菌类

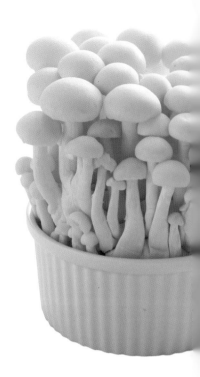

美白菇是近年开发的鸿喜菇纯白种，外形如花、雪白娇小、口感滑嫩鲜脆，质地比鸿喜菇更细致，没有菇腥味，可与任何食材搭配，不论是用来煮汤、做火锅，或是炒食皆宜。

美白菇的主要成分为多糖体，并富含纤维素、维生素 B 群等，与一般的菌类一样具有低脂肪、低热量等优点。其丰富叶酸也适合贫血或怀孕妇女食用。虽然坊间有食用美白菇可美白减肥的说法，然而并没有研究报告证明美白菇的美白效果。

灰分 0.81%　碳水化合物 4.82%

蛋白质 2.36%
脂肪 0.25%
矿物质 0.5%
维生素 0.01%

24 Kcal /100g

水分 91.25%

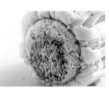

蕈柄：越短则越嫩，料理前要将底部切除，再将菇一枝枝分开来。

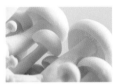

蕈伞：新鲜美白菇蕈伞紧密不会张开。

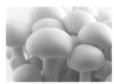

蕈盖：颜色洁白干爽有光泽。

📅 当季最营养：

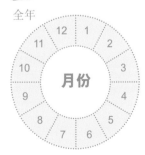

全年

月份

12 1 2 3 4 5 6 7 8 9 10 11

🎁 日常处理：

买回家后冷藏保存，尽可能当日食用，或在一两天内吃完，以免新鲜度降低。

💡 精选最美味：

选购超市架上低温存放的菌类，比传统市场上的菌类有保障。新鲜的美白菇表面干爽洁白，闻起来带有淡淡的清香，若有令人不悦的异味就是不新鲜的，不要购买。

香菇

菌类

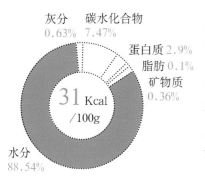

灰分 0.63%　碳水化合物 7.47%

蛋白质 2.9%
脂肪 0.1%
矿物质 0.36%

31 Kcal /100g

水分 88.54%

香菇含有蛋白质、脂肪、糖类及维生素 B_1、B_2、B_6、B_{12} 和香菇多糖体、钙、磷、铁等营养素，是一种高蛋白、低脂肪的食用菌，含有七种人体必需的氨基酸，以及大量的亚麻油酸和钙、铁、锰等造血物质。香菇内的核酸类物质可以抑制血清和肝脏中胆固醇的增加，对于促进血液循环、防止动脉硬化及降血压等有所帮助。香菇含有一般蔬菜所缺少的麦角固醇，经阳光或紫外线的照射可转变为维生素 D_2，帮助钙质摄取，对于预防骨质疏松有不错的效果。对素食者而言，香菇所含的多种矿物质及多量纤维素，更可弥补一般叶菜类所无法提供的维生素。常吃香菇可以少患感冒，而菌类中所含有的丰富膳食纤维，也有助于人体排出多余的胆固醇，还可安定神经，帮助睡眠。

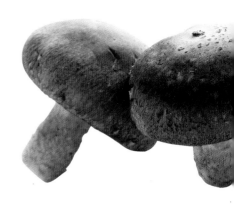

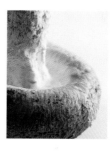

蕈折：内部近似白色，倘若变成褐色或黑色，就表示不新鲜。

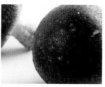

蕈盖：呈浅褐色和深褐色，表面有细微的斑点。

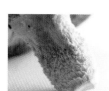

蕈柄：带有细微绒毛的更新鲜。

当季最营养：

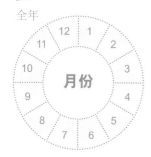

全年

月份

日常处理：

新鲜香菇连同外包装一起冷藏可保存 2～3 天。菌类采收后品质劣变速度快，需立即低温保鲜并尽早食用。

精选最美味：

形状浑圆如同伞状，蕈折部分为白色，表面干爽、质地挺硬、菇肉厚实的为佳。未开伞的香菇品质最佳，因为香菇内孢子含量多，营养价值高。

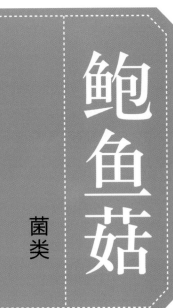

鲍鱼菇

菌类

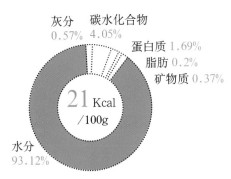

灰分 碳水化合物
0.57% 4.05%

蛋白质 1.69%
脂肪 0.2%
矿物质 0.37%

21 Kcal
/100g

水分
93.12%

鲍鱼菇含有大量蛋白质和多种维生素、糖类和矿物质等营养素。鲍鱼菇菇面大、菇肉厚实，呈灰色或淡褐色，因口感近似鲍鱼而得名。鲍鱼菇肉质鲜美，浑厚扎实，不论煎、煮、炒、炸皆宜，不过鲍鱼菇的在市面上并不是很普遍，也因为外观与秀珍菇类似，容易混淆。

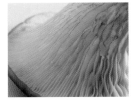

蕈折：排列整齐，内部为米白色质感有弹性，靠近蕈柄处颜色会加深。

研究显示，经常食用富含特殊"平菇素"的鲍鱼菇可以强化体质，减少血液中的胆固醇，并有降血压及防癌之作用。菌类食物容易获取又便宜，在日常生活中多加摄取，有保护身体免疫机能之效。

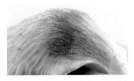

蕈柄：短而肥厚，色泽呈乳白至灰色或淡褐色。

菌类多有高营养低热量的特点，多吃也不用担心发胖，但也多属于含普林的食材，体质特殊或有饮食禁忌者还是要适量摄取或先征询营养师为宜。

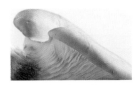

蕈盖：侧生，菇面大，颜色呈灰色或淡褐色。

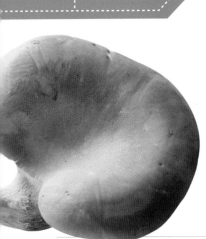

当季最营养：

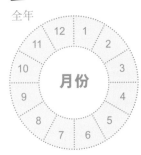

全年

12 1
11 2
10 3
月份
9 4
8 5
7 6

日常处理：

冷藏可保存 3 ~ 5 天，放置时间过久就不再新鲜。如果一次购买的量很多，不妨分装后冷冻，这样可保存较久。料理时不需要解冻，直接切成适当大小即可。

精选最美味：

菇面大而肥厚，呈灰色或淡褐色，菇柄粗短，表面干爽完整不破碎者为佳。

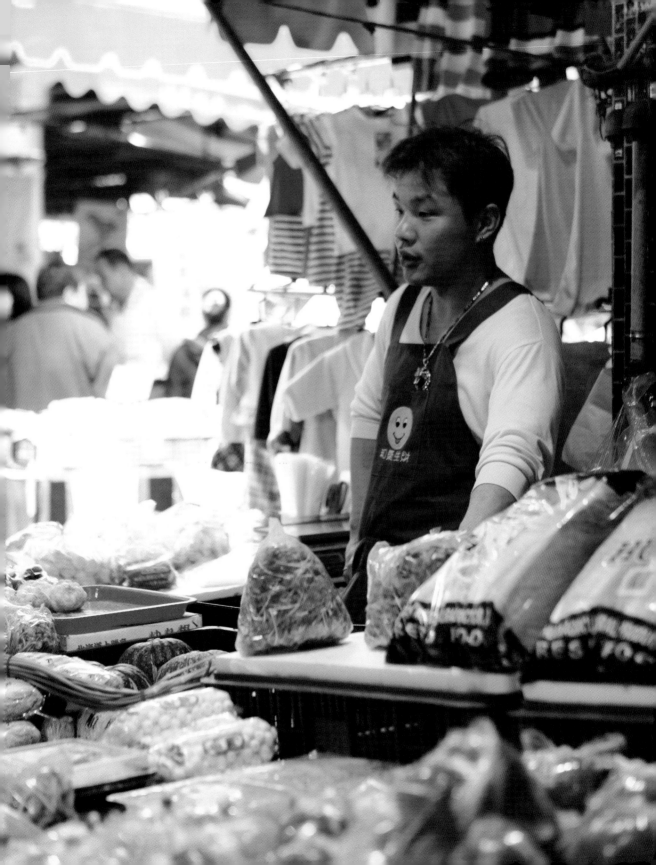

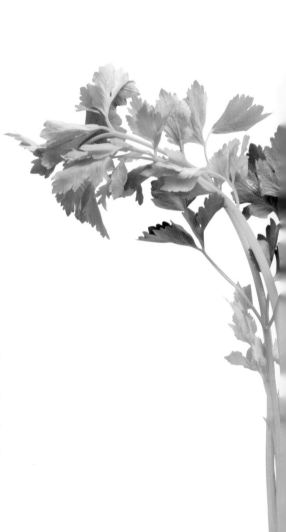

香辛料
CHAPER9

这样吃最好

香辛蔬菜除了可用来增添料理的香气，还具有促进消化和杀菌等功能。依种类的不同，有些使用叶片，有些使用根茎或果实。香辛蔬菜在食材的分类中属于配料，并不会像一般蔬菜那样大量食用。

香辛蔬菜的香气容易挥发，新鲜度会随放置时间而下降。薄而软的叶片不耐储存，容易氧化变黑，因此不要一次购买太多。挑选外观鲜绿挺直、叶片带有香气的香辛蔬菜，软蹋或萎黄的都是不新鲜品质较差的，而有变黑或水烂等情形则不要购买。根茎类香辛蔬菜如葱姜等，若带有泥土则表示未经水洗，能保存较久。

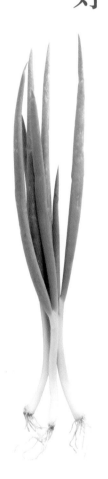

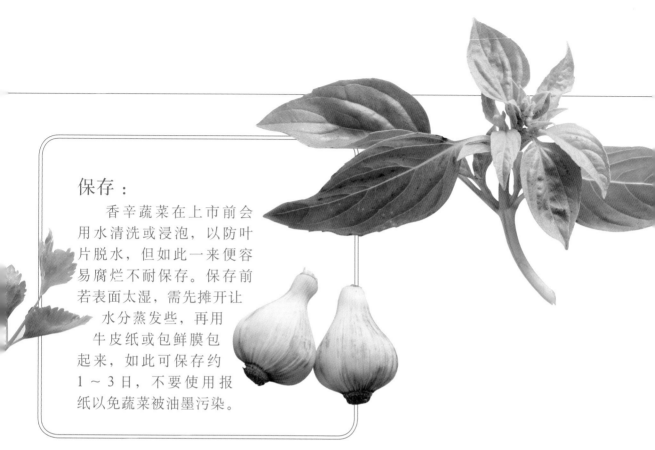

保存：

　　香辛蔬菜在上市前会用水清洗或浸泡，以防叶片脱水，但如此一来便容易腐烂不耐保存。保存前若表面太湿，需先摊开让水分蒸发些，再用牛皮纸或包鲜膜包起来，如此可保存约1～3日，不要使用报纸以免蔬菜被油墨污染。

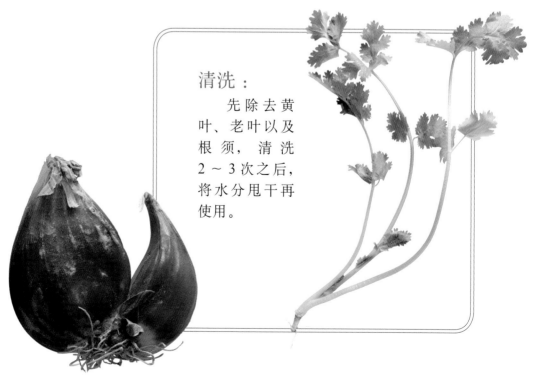

清洗：

　　先除去黄叶、老叶以及根须，清洗2～3次之后，将水分甩干再使用。

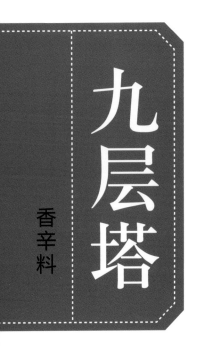

九层塔

香辛料

九层塔是罗勒中气味较浓烈的品种。罗勒的品种与变种极多，较常见的有甜罗勒、紫红罗勒，以及泛着柠檬清香的柠檬罗勒等。目前台湾常见的九层塔主要分为青茎种与紫茎种，市场上常见的主要为青茎种。九层塔香味浓烈，适用于口味较重的料理，具有镇静、杀菌等功效。其特殊的香气能提振精神、强身健胃、促进消化及祛风解热。

西式料理主要使用甜罗勒或进口的干燥罗勒碎片，香味没有九层塔强烈，主要用来制作意大利面酱料、比萨与海鲜沙拉等。意大利人将罗勒、番茄与芝士视为"天作之合"，在料理上应用广泛。

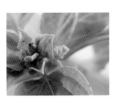

花苞：花朵尚未开放时还算细嫩，因此可以和叶子一起使用，不必刻意去除。

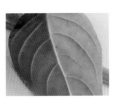

叶：鲜绿色具有浓烈的芳香。

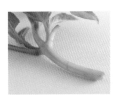

茎：四角形的茎也有淡淡的香气。

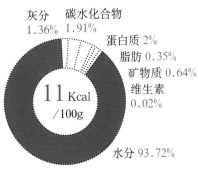

灰分 1.36%
碳水化合物 1.91%
蛋白质 2%
脂肪 0.35%
矿物质 0.64%
维生素 0.02%
11 Kcal /100g
水分 93.72%

当季最营养：

全年

月份

12 1 2 3 4 5 6 7 8 9 10 11

日常处理：

带梗的九层塔可以连梗一起插在水里，只有叶片的就用袋子包好冷藏。九层塔不耐保存，叶子约 1～2 天就会变黑，因此不要一次购买太多。

精选最美味：

叶片鲜绿完整无水伤，嫩芽鲜绿，无褐色或黑色斑块的为佳。秋天之后的九层塔常会有结花苞的情形，而开出花穗来的叶子纤维较粗。

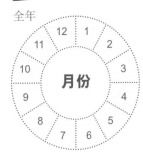

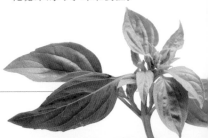

芫荽

增进血液循环

香辛料

芫荽是香菜自古就使用的名字，只是香菜叫久了，真正的名字——芫荽反而少用。其实香菜只是泛称，但凡有香味的菜都可以算是香菜，如香椿、九层塔、芹菜等。

一般的饮食习惯将芫荽当成配料或赋香的角色，并不会像蔬菜般大量食用，而有些怕晒黑的女士则认为，多吃芫荽会使皮肤容易吸收紫外线，因此刻意避免食用。

芫荽在中医传统上是用来改善外围皮肤的血液循环状况，使病毒往外排出，而不会向内侵犯脏腑，所以会透发疹子。芫荽对感冒初期病患具有调养的功效。此外，其香气亦能提神醒脑，但胃肠功能不佳、皮肤病患及容易长疖子者不宜食用。

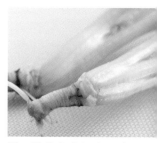

根：淡黄色的根也具有香气，东南亚的料理中常会使用芫荽的根。

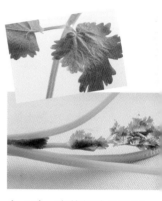

上／叶：成熟的叶片呈深绿色，嫩叶则为浅绿色，芫荽叶片薄而软，容易发黄腐烂。下／茎：鲜嫩细长，是口感最佳的部分。

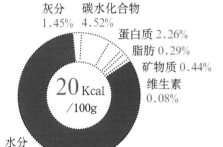

灰分 1.45%
碳水化合物 4.52%
蛋白质 2.26%
脂肪 0.29%
矿物质 0.44%
维生素 0.08%
20 Kcal /100g
水分 90.96%

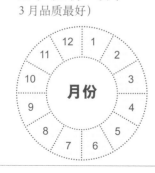

📅 **当季最营养：**

全年（11月～次年3月品质最好）

月份
12 1 2 3 4 5 6 7 8 9 10 11

🎁 **日常处理：**

新鲜的芫荽使用牛皮纸包起来，可以吸收叶片上多余的水分，延长保存期限，不过也仅能保存2～3天。芫荽极易变黄腐烂，因此使用冷冻是最保险的方法。冷冻后的芫荽只适合用来洒在汤中。

💡 **精选最美味：**

叶片鲜绿完整无水伤，外观挺拔不萎蔫的为佳。叶子已经发黄或有腐烂情形的芫荽不可食用。

安抚焦虑情绪

芹菜

香辛料

芹菜具有防癌、抗衰老的作用，其含有的芹菜素可以松弛血管，达到降低血压的目的，而其芳香的成分有安抚焦躁情绪的作用。芹菜的热量很低，含水量高且含有许多粗质纤维，因此特别适合饮食多肉又油腻的现代人食用。常吃芹菜对高血压、血管硬化、神经衰弱等病症也有辅助食疗的作用。

将芹菜和其他的蔬菜，如高丽菜、洋葱、胡萝卜等一起熬成汤食用，不仅美味也能帮助排泄。由于芹菜能降血压，血压低者不宜多食。

灰分 0.94%
碳水化合物 3.13%
蛋白质 0.79%
脂肪 0.13%
矿物质 0.5%
维生素 0.01%

13 Kcal /100g

水分 94.5%

◎ 还有这些品种

芹菜管

茎干较一般的芹菜粗壮肥硕，纤维细致口感脆嫩，适合大火炒食。

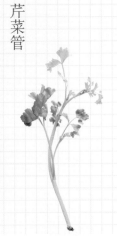

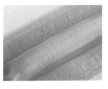

叶柄：深绿至浅绿色，色泽越浅越嫩。

叶：成熟的叶片颜色浓绿，香气浓、纤维多而略有苦味；嫩叶颜色浅，气味淡。

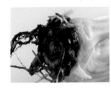

根：带根的新鲜芹菜有利于保存。

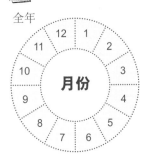

📅 当季最营养：

全年

12 1 2 3 4 5 6 7 8 9 10 11

月份

📦 日常处理：

芹菜如果没有包装，在室温下极易丧失水分，买回来的芹菜除了冷藏，也可以插在水里保鲜，约可保存 3～5 天。

💡 精选最美味：

选购芹菜时以茎部挺直、叶片鲜嫩有光泽的为首选，梗子颜色愈绿，表示类胡萝卜素含量愈高。

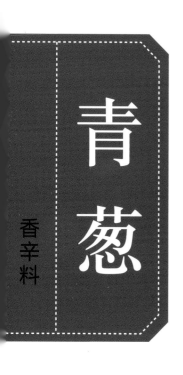

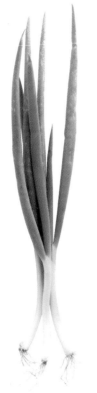

青葱

香辛料

叶：圆管状内中空，一般都取用至中间部分，尾端香味及口感较差。

茎：又称为葱白，颜色为白色至浅绿色，香味最浓。

根：具有生长能力，带根的葱可以用来栽种。

改善手脚冰冷

青葱是厨房必备的香料之一。吃葱能促进发汗、去痰利尿，在医药缺乏的年代，葱是治疗感冒的绝佳中药之一，葱白有祛风发汗的作用，对冬天因风寒引起的感冒鼻塞、头痛、发热有缓解效果。冬天多吃葱可使身体变得温暖，改善手脚冰冷的症状。

现代研究显示，葱有降低胆固醇的功效。葱叶的黏液为多糖成分，含有丰富的营养及多种必需的脂肪酸，可有效降低血液中胆固醇含量。葱含有大蒜辣素，在受热后很快能散发出浓郁的香气，具有刺激食欲和杀菌的作用。葱不但可以去除腥味，还有分解蛋白质的效果，在烹调蛋白质含量高的食物时加葱，有助于提高蛋白质的吸收率。

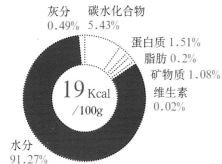

灰分 0.49%
碳水化合物 5.43%
蛋白质 1.51%
脂肪 0.2%
矿物质 1.08%
维生素 0.02%
水分 91.27%

19 Kcal /100g

当季最营养：

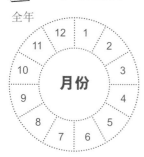

全年

月份

（圆形月份图：12 1 2 3 4 5 6 7 8 9 10 11）

日常处理：

使用牛皮纸或保鲜膜包好冷藏可多存放些时日，当日使用的葱室温保存即可。

精选最美味：

选购葱白饱满有光泽，葱绿的部分颜色浓绿笔直，没有变黄或烂叶情形的青葱。

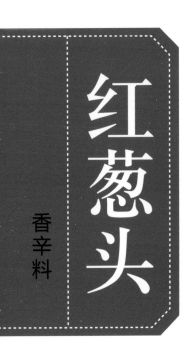

红葱头

香辛料

台湾小吃的传统味道

红葱头又称珠葱，长相似蒜头又似洋葱，经常被用来作为中式烹调中增加香气的材料之一。将红葱头切碎爆香后即为葱酥。葱酥经常用于肉类的爆炒，以及增加羹汤中的香气。超市亦有干燥的葱酥售卖，使用起来非常方便，唯香味不及现爆的葱酥。用不完的葱酥要保存在低温干燥的冰箱里，以免因放置过久产生臭油味。

红葱头的主要营养成分跟红皮洋葱相近，红皮洋葱是目前唯一含有前列腺素 A 的蔬果，可舒张血管，对于预防心血管疾病有一定的功效。

把红葱头种入土中，长出来的葱虽然细小，但由于生长快速，约 2 周即可采收。当夏天台风季节来临时，红葱头可用来取代被哄抬价格的葱。

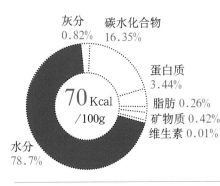

灰分 0.82%
碳水化合物 16.35%
蛋白质 3.44%
脂肪 0.26%
矿物质 0.42%
维生素 0.01%
水分 78.7%
70 Kcal /100g

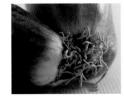

根部：在料理时要将其切除。

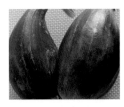

外皮：通常会有好几层白色的外膜，对珠葱具有保护作用，料理前可剥除。

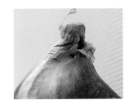

顶端：叶子会由此长出。

当季最营养：

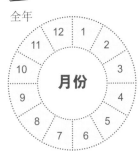

全年

月份

12 1 2 3 4 5 6 7 8 9 10 11

日常处理：

红葱头非常耐储存，室温存放在通风干燥处可保存一个月以上。

精选最美味：

挑选表皮光滑干燥、色泽偏紫红、紧实饱满的红葱头，没有缩皱萎蔫或发芽迹象的为佳。

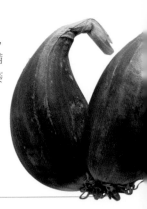

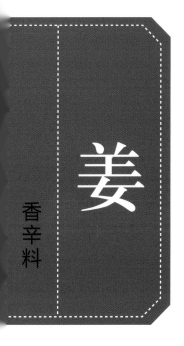

香辛料

姜

促进循环 祛风散寒

姜的辣味成分为姜辣素。姜依生长时间的长短，所含的姜辣素比例也不一样。市售的姜有新鲜和干燥的两种，味道不一样效果也不同。生姜主要作用在身体表层，刺激皮肤及末梢神经的循环，可止呕解毒。烘干或晒干的干姜，辛辣味强具刺激性，能暖和身体，有推动身体运作的力量。姜能治疗恶心呕吐、食欲不振，还能去腥杀菌、活血驱寒，治疗伤风感冒。姜辣素还能消除自由基、抗衰老、去除老人斑。女性生理期间用红糖加姜汁服用，有助于身体废物的排出。姜属于温热食物，体质燥热者在使食用上要多加留意，食用过量容易刺激肾脏，引起口干、便秘等上火状况。

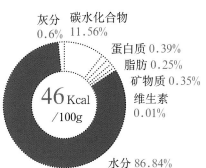

灰分 0.6%　碳水化合物 11.56%

蛋白质 0.39%
脂肪 0.25%
矿物质 0.35%
维生素 0.01%

46 Kcal /100g

水分 86.84%

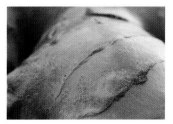

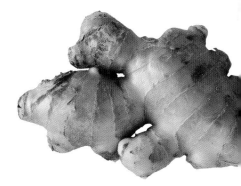

表皮：薄而软，一般直接使用，不需去皮。果肉：淡黄色，若变成褐色则是腐坏的姜，要切除。芽点：天气温暖时姜很容易发芽，芽也可以食用。

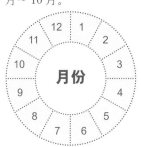 **当季最营养：**

老姜全年皆产，嫩姜产期为5月～10月。

12 1
11 　 2
10 　 3
月份
9 　 4
8 　 5
7 6

🎁 **日常处理：**

老姜可于室温之下保存许久，保持表面干爽即可，使用前再清洗。嫩姜则需先擦干，再用保鲜膜或保鲜袋包好冷藏，以免脱水。

💡 **精选最美味：**

购买带土的姜能保存较久。挑选茎块肥满结实、不缩皱或姜烂变黑的姜。烂掉的姜已经变质，不能食用。嫩姜以茎块肥大色泽浅、尾端带有红色苞片者为佳。

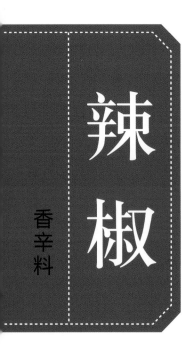

香辛料

辣椒

辣椒富含维生素A、C，适量食用有益健康。在医学上，辣椒具有促进血液循环的作用。将辣椒晒干磨粉，亦可用来调味。辣椒具有极佳的健胃作用，少量即可促进唾液及胃液分泌，增加肠胃蠕动，增进食欲。

在潮湿或寒冷的地方，食用辣椒可祛湿除寒。现代医学的研究显示，辣椒、胡萝卜等蔬菜中的胡萝卜素，在预防癌症上可能有重要的作用。

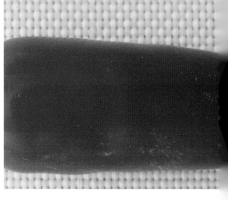

果皮：薄而光滑，色泽鲜红。

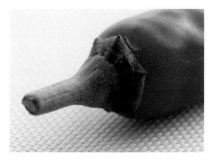

果梗：新鲜辣椒，果梗颜色翠绿饱满。

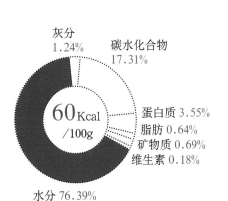

灰分 1.24%
碳水化合物 17.31%
60Kcal /100g
蛋白质 3.55%
脂肪 0.64%
矿物质 0.69%
维生素 0.18%
水分 76.39%

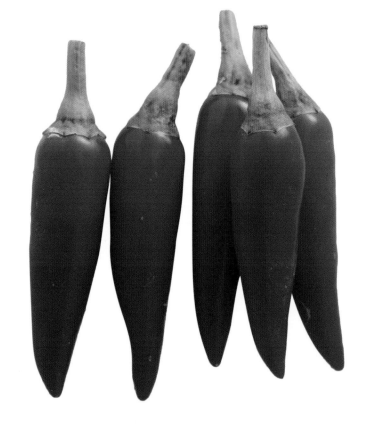

刺激体内生热系统

许多喜欢吃辣椒的民族，如东南亚各国以及印度等地，其民众罹患癌症的概率一般都比西方国家少。这类辛辣的食物含有较多抗氧化物质，可预防癌症及其他慢性疾病。

新鲜的辣椒含有大量的维生素 C，而干品的辣椒则富含维生素 A。辣椒的辣味源自辣椒碱，果实愈小辣味愈甚。

◎ 还有这些品种 ◎

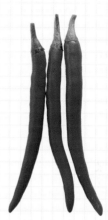

大辣椒
辣味温和较不明显，
是开始学习吃辣者
的入门品种。

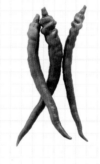

绿辣椒
辣椒未成熟前是
绿色的，不辣。

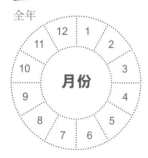 **当季最营养：**

全年

月份

12 1 2 3 4 5 6 7 8 9 10 11

日常处理：

室温保存时不要放入塑料袋以免发霉，应置于通风处，外皮虽会逐渐干燥，但辣味不减。冷藏时连同包装袋一起放入冰箱可避免脱水，但冷藏过久也容易腐烂。保存最久的方式是直接冷冻，使用时不需解冻。

精选最美味：

外表光滑结实，不萎蔫发霉、干皱，色泽鲜红的为佳。

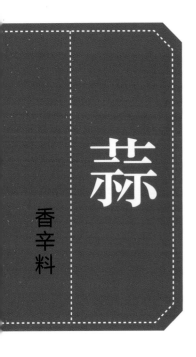

抑制肠胃坏菌

蒜

香辛料

蒜头的辣味主要来自于其中的辣素，辣素具有良好的杀菌、抑菌作用，能有效预防流感、肠炎等因环境污染引起的疾病。耐储存的蒜头是家庭必备的佐料。

蒜头在二、三月间采收，除作为新鲜调味蔬菜外，还可加工制成糖醋渍品、蒜片、蒜粉及蒜油等产品。蒜在茎叶柔嫩时称为青蒜，蒜的花梗称为蒜薹。蒜苔鲜美可口，在春天上市，其他季节的蒜薹为进口品。青蒜对于心脑血管有一定的保护作用，可预防血栓的形成，同时还能保护肝脏，阻断亚硝酸铵等致癌物质的合成，对预防癌症有一定的作用。

一般人习惯将生大蒜切碎，再拌以酱油当作蘸酱食用，但大蒜中的有效活性成分容易因久置而氧化，而在超过56℃的高温烹调时也会失去作用。因此将大蒜磨碎后，尽快使用才能吃出健康。此外，生蒜中的含硫化合物具有强力的刺激性，胃肠功能较弱者不要单独吃蒜，以免对胃壁造成不适。

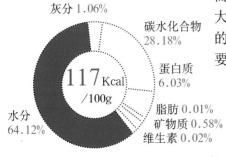

灰分 1.06%
碳水化合物 28.18%
蛋白质 6.03%
117Kcal /100g
水分 64.12%
脂肪 0.01%
矿物质 0.58%
维生素 0.02%

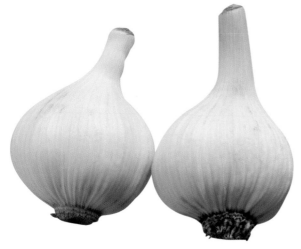

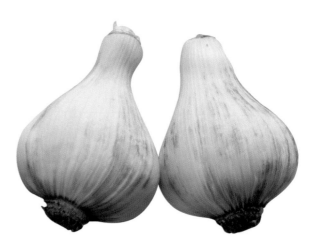

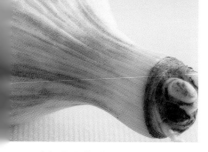

刚上市的新蒜皮膜水分多，看起来较厚，存放一段时间会自然风干。

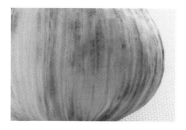

蒜皮：白色外膜，对蒜瓣具有保护作用，使用前需去除，新蒜外皮有的会带点红色。

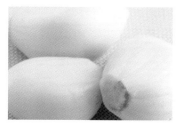

蒜仁：为食用的部分，呈米白或米黄色，气味浓烈。

◎ 还有这些品种 ◎

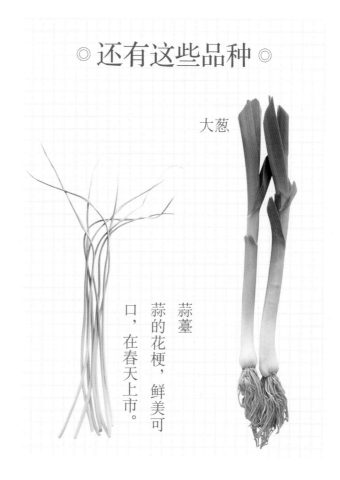

大葱

蒜薹
蒜的花梗，鲜美可口，在春天上市。

📅 当季最营养：

全年（2月～4月为新蒜上市的季节）

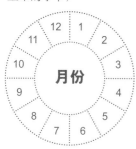

月份

🎁 日常处理：

蒜头采收后天气开始转热，高温时蒜头会有休眠现象，而休眠期之长短与温度有关。理想的贮存方法是放在温度 28～30℃ 且通风良好的干燥场所，这样可贮藏 8～9 个月之久。

💡 精选最美味：

蒜头：以表皮干爽洁净、蒜球硬实，没有变黑松软或是发芽的情形为佳。

大葱：鲜嫩带有弹性，叶色鲜绿、不黄不烂，毛根色白不变黑的为佳。

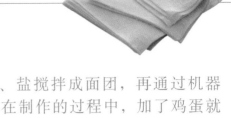

面蛋类

CHAPER10

这样吃最好

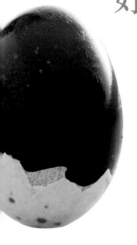

面条是以面粉、水、盐搅拌成面团，再通过机器反复压实后切割而成。在制作的过程中，加了鸡蛋就是鸡蛋面条；加了蔬菜汁如胡萝卜或菠菜等，做出的有颜色面条就是蔬菜面条。

而使用全麦、荞麦、燕麦等面粉做面条时因没有筋度，需要混合高筋面粉。五花八门的面条虽然材料大同小异，然而不同的小麦粉制作出来的面条口感是不一样的。一般来说，吃起来比较富嚼劲的面含有较多的蛋白质，更能补充人体所需的营养。面条含有丰富的碳水化合物，可为人体提供足够的能量。在烹煮的过程中面条会吸收大量的水，因此能很快能产生饱腹感。小麦含有维生素 B 群，所以中午吃一碗面条搭配均衡的食材是不错的选择。

生面条保存期限短，干燥的面条保存时间长，口感虽不如当天现做的，但使用起来却很方便。

保存秘诀：

新鲜面条保存期限短，冷藏约可保存 2 ~ 3 天，如需久放则买回家后连同塑料袋一同冷冻。使用时不需解冻，直接入滚水中烹煮，可维持如刚买回时的新鲜口感。

挑选重点：

向专门制面的店家购买，传统市场中一般都会有 2 ~ 3 家制面的老店家，每天会供应现做的新鲜面条。

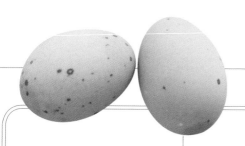

生活智慧

　　煮面的时候在水里加点盐，面条会更筋道，但是这样一来也会增加钠的摄取，对健康有害。传统饮食中有"原汤化原食"的说法，人们在吃完面、水饺或元宵后，都要喝点"原汤"。从营养学的观点来看，这是有一定道理的。面汤中含有消化酶，在煮制过程中不会被破坏，可以帮助消化。

宽面

　　宽面的宽度大约是 1cm 左右，与乌龙面一样口感筋道，需较费力咀嚼，但这也是有些人喜欢宽面的原因。宽面也适合煮熟后做炒面。

乌龙面

　　口感筋道耐咀嚼，面条粗圆，直径约 0.5cm 左右，烹煮时间要比一般面条久一点。

拉面

　　富有弹性，可以在下锅之际用手拉断。烹煮之后，长短不一的面条会形成特殊的口感。

细阳春面

　　口感筋道，细圆的面条容易吸附酱汁，做干拌面时容易入味。

宽阳春面

　　有嚼劲，煮汤面时可以维持口感，不容易软烂。

意面

　　细薄的面条，容易吸收酱汁，容易咀嚼，非常适合老人与孩童。

饺子皮馄饨皮

面蛋类

馄饨皮

比较薄呈方形，一般在传统市场都有出售，但面皮的尺寸有略微不同。有些店家的馄饨皮会有大小两种尺寸，因为现在的消费者比较喜欢馅料多的大馄饨，所以馄饨皮自然也得大些。

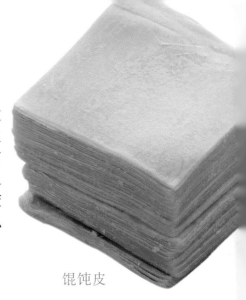

馄饨皮

饺子皮

在传统的制面中，饺子皮、馄饨皮与面条的做法其实大同小异，只是厚薄与大小的不同而已。饺子皮为了包裹猪肉等生馅料，必须耐水煮不易破裂，因此会比馄饨皮厚。饺子皮每袋约一斤装，也可购买半斤。虽然购买冷冻的水饺很方便，但使用当天早晨现做的饺子皮包出来的水饺口感更好。添加了蔬菜肉类等馅料也让饺子更加营养健康。

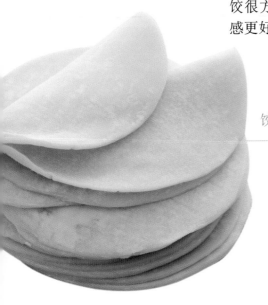

饺子皮

日常处理：

买回来的饺子皮或馄饨皮用报纸包好放入冰箱冷冻，可存放 2 ~ 3 星期。使用的前一天先移到冷藏柜，让面皮缓慢解冻，使用的当天拿出冰箱使面皮恢复室温后，即可如刚做好般新鲜有弹性。

精选最美味：

向专门制面的店家购买比较新鲜。当日现做的饺子皮拿起来柔软有弹性，隔夜的面皮弹性差，包的时候容易破。

米粉

面蛋类

米粉是以稻米为主要材料制成的细条状食品，有干制品与鲜品两种。干制品在超市商店都可买到，鲜品则在传统市场的制面店才有卖，鲜米粉已蒸熟更方便烹调。米粉在以前算是高级食品，只有在喜庆宴客和特殊节日中，才会以炒米粉招待客人。

在台湾以及东南亚一带盛产稻米，用稻米制成的米粉质地柔韧，富有弹性，干炒不易断。不同地区的米粉由于制法不同，会有不同的长短、粗细、质地和口味。现今人们喜欢更有韧性的米粉，而纯米制作的米粉无弹性且容易断，因此市面上的米粉多以玉米淀粉混合制造。

日常处理：

新鲜的米粉需放入冰箱冷藏，并于3～7天内食用完毕，所以一次不要购买太多。

精选最美味：

正常的米粉颜色应为淡黄色，颜色太白的米粉应避免购买。干制品应在有信誉的店家，选择标示清楚的购买。

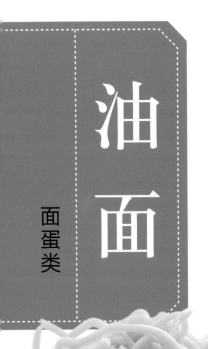

油面

面蛋类

油面和一般的面条不同，因为在制作面团的过程中加入了碱粉或碱油，使面团的黏弹性变好，才能做出油面特殊的口感。传统油面在制作时所用的碱水是天然碱，其主要成分是碳酸钠跟碳酸钾，揉匀后会使面条变成黄色。油面经过热水煮过再拌入沙拉油，使其不易沾黏在一起，所以油面是一种已经煮熟的面。

带着淡黄色油亮光泽的油面，不论是做汤面还是凉面都非常美味，同时也是台湾道地小吃中不可或缺的面类。市场贩卖的油面因为已经煮熟，所以只要用冷开水冲洗干净，或用滚水汆烫一下就可以食用了。

油面不能算是健康的食品，也曾因加工问题引发争议，因此在购买的时候要多加注意，避免购买来路不明的油面。此外，油面热量颇高，若经常吃容易摄入过多的热量而造成脂肪堆积，影响身体的健康。

日常处理：

油面因为添加物的缘故，比起其他的面条的保存期更长。不过买回家之后还是要立即放入冰箱冷藏，并于3～5天内食用完毕，所以一次不要购买太多。

精选最美味：

购买有信誉的店家或标示清楚的油面。

面蛋类

粄条

粄条是将米磨制成米浆后浇入于平底器皿平铺，再于蒸笼内蒸熟而成的白色薄膜状食品。"粄"类食品在客家饮食当中十分受重视，客家所称的粄条也就是闽南人的"粿条"。客家人擅长将粄切成条状加以烹煮，辅以蒜汁、虾米、猪肉丝以及葱花、芫荽等香辛酱料佐食，不但美味可口、易于消化，同时也是老少咸宜的庶民小吃。

传统粄条使用纯米制作，口感较涩且易断。现今的粄条多会加入太白粉来增加其弹性。

日常处理：

粄条是以一包的形式贩售，一包粄条足够六个人吃饱。粄条冷藏可保存约5~7天，小家庭一餐吃不完时可切成三份放入冰箱冷冻。

精选最美味：

粄条在传统市场的手工制面店家都能买到，新鲜的粄条拿起来很有弹性。

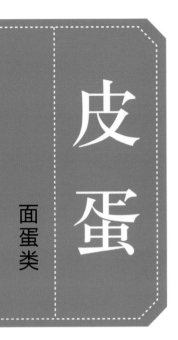

皮蛋

面蛋类

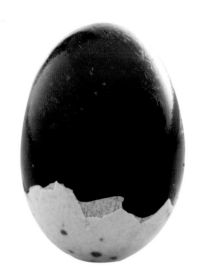

又称松花蛋，由鸭蛋加工制成。早期的做法是使用轻碱混合石灰泥和米糠包裹着鸭蛋，米糠作用是分隔每只皮蛋。储存一段时间后，鸭蛋内部会产生变化，蛋清变成半透明胶状，上面衍生出许多淡黄色花纹，极似松树针状叶，故又名松花蛋。内部的蛋黄则黑溏化，变得稀软金黄。

现今皮蛋的制作方法不再是用包裹石灰泥和米糠，但仍需将鸭蛋浸渍在强碱溶液中，才能达到蛋白质被凝胶化的效果，并产生特殊的风味及色泽。为维持成品的品质，商家通常会在碱液中添加其他化合物来防止皮蛋再度液化，因而易有铅的残留，在购买时务必谨慎小心。

皮蛋是亚洲特有的美食。由于腌制过程中强碱的作用，使蛋白质及脂质分解，变得容易被人体消化吸收，胆固醇含量也较新鲜蛋低，但仍属高胆固醇食品，有心血管疾病的人应控制食用。中医则认为皮蛋性寒，食用时可加些姜末或黑醋。

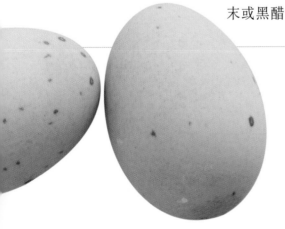

日常处理：

在保存期限内，室温存放于阴凉处，避免阳光直射。

精选最美味：

选购标示清楚、有信誉的产品，来路不明或标示不清的散装品最好不要购买或食用。

鸭 蛋

面蛋类

新鲜的鸭蛋吃起来蛋香浓郁且富有弹性，但只有一些特定的小农家会拿到菜市场贩卖，由于数量不多，想吃新鲜鸭蛋可得碰运气。由鸭蛋加工制成的咸蛋和皮蛋则到处都买得到。在日常饮食中还是以新鲜的鸡蛋较为普及，料理的方式也较多。从营养的角度来看，两者仅有细微的差别，鸭蛋中含有钾、磷，而鸡蛋中没有；鸡蛋中的酵素鸭蛋中没有。鸭蛋的脂肪含量高，矿物质的总量，如铁和钙也超过鸡蛋，但胆固醇含量也较高。

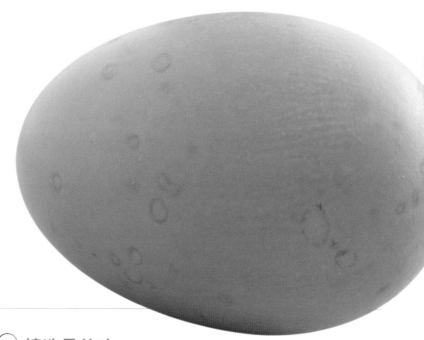

日常处理：

新鲜的鸭蛋要先将壳上的污物洗净擦干，冷藏保存。

精选最美味：

新鲜的鸭蛋一般只有在传统市场有卖，且多为农家自己饲养贩卖，量少但新鲜，购买时可询问生产的日期。此外，蛋的外壳常会附着污物，挑选时要注意，事后要记得洗手。

鸡蛋

面蛋类

鸡蛋的蛋白质属于"全蛋白"，含有人体所需的必需氨基酸、胆碱以及维生素 A、D、E、B 群等营养成分。蛋黄的部分则含有较高的胆固醇、卵磷脂、类胡萝卜素及叶黄素等。过去的研究认为，胆固醇较高者每星期不宜吃超过三个蛋黄，而近来的研究则认为一天一颗蛋还不至于增加心血管疾病风险。尽管如此，吃蛋还是要有所节制，因为很多甜点糕饼都已含蛋。

市面的鸡蛋以外壳来分有白壳与黄壳两种，白壳蛋是蛋鸡所生的蛋，黄壳蛋则是土鸡蛋。（大陆市面上的洋鸡蛋外壳颜色较深，而土鸡蛋的外壳则颜色不一。）除了外观颜色不同之外，土鸡蛋的蛋黄颜色也较深。

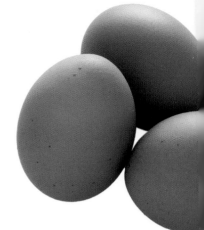

依包装来分则有盒装与散装两种。盒装的鸡蛋都是经过清洗，再依大小分类的洗选蛋，包装也清楚地标示了日期。另外一种就是一大篮的散装鸡蛋，此种蛋没有经过清洗，外表有时会黏着一些污物，价格上也便宜些，买回家后要记得先洗净，立即擦干再冷藏。而随着养生风气日盛，鸡蛋依饲养的方法不同种类也多了起来，消费者也有了更多选择。

白与黄两种

📦 日常处理：

买回来的蛋一定要立即冷藏，并于保存期限内吃完，散装蛋不要存放超过一个月，所以不要一次买太多。

💡 精选最美味：

夏天天气热，购买没有冷藏设备的散装蛋要注意询问是否为 2～3 天内进货的蛋。从外观很难判断鸡蛋新鲜与否，新鲜鸡蛋打开时蛋白与蛋黄富有弹性，而有异味的蛋已变质，千万不可食用。

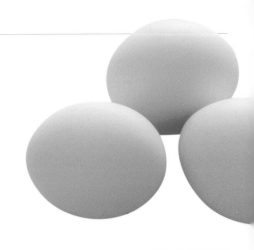

鹌鹑蛋

面蛋类

火锅里常见的迷你蛋就是鹌鹑蛋，其外面有一层硬壳，表面有棕褐色斑点。一般在贩卖的时候都已去壳泡在水里，只有在卖烤鸟蛋的摊位上才能见到一大篮带壳的鹌鹑蛋。现今鹌鹑的人工饲养与繁殖已是非常成熟的技术，鹌鹑蛋与鸡蛋所含营养素其实差异不大，价格却比鸡蛋贵很多，而两者都属于优质蛋白，吸收率都好。

在吃火锅的时候，鹌鹑蛋是很受欢迎的食品之一，但鹌鹑蛋因体形小容易不知不觉吃过量，导致摄取过多的胆固醇。日常生活中不妨以食用鸡蛋为主，这样也比较经济些。

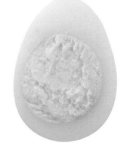

日常处理：

去壳泡水的鹌鹑蛋容易腐坏不耐保存，买回家只能冷藏，并于当天用完。

精选最美味：

买剥好壳的鹌鹑蛋一定要闻闻看，水如有异味表示蛋也不新鲜。不新鲜的蛋有毒，千万不要吃。

咸鸭蛋

面蛋类

咸鸭蛋又称咸蛋，是将新鲜的鸭蛋浸渍在盐水当中，让盐分渗透进入蛋中腌渍而成，这样做能降低蛋内蛋白酶的活性和细菌产生蛋白酶的能力，再经过蒸熟就成了市面上常见的咸鸭蛋。未经蒸煮的生咸蛋平常很少见，多半于端午节时才会出现在市场上。

品质好的咸鸭蛋，蛋白洁白咸味适中，蛋黄油多味美，用筷子一挑便有黄油冒出，蛋黄质地如细沙般，一层一层由浅至深，越往蛋心越红。而质量差的咸鸭蛋蛋白较软烂咸味重。若有异味、腥味则不可食用。

咸鸭蛋的盐分高胆固醇含量也高，患有心血管病、肝肾疾病的人应避免食用。一般人偶尔吃点咸鸭蛋对健康无碍，但多吃还是会对健康构成威胁。

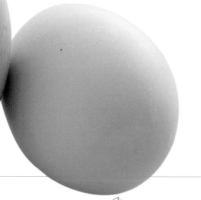
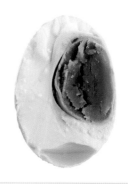

日常处理：

室温保存约 5 ~ 7 天，若短时间内不吃，应连同袋子包好冷藏，但冷藏过久蛋白会变得干燥。

精选最美味：

外壳干净，光滑圆润，蛋壳呈青色，没有裂缝或黑色的斑点的为佳。此类盐渍品虽耐存放，但还是以少量购买，一次吃完为原则。

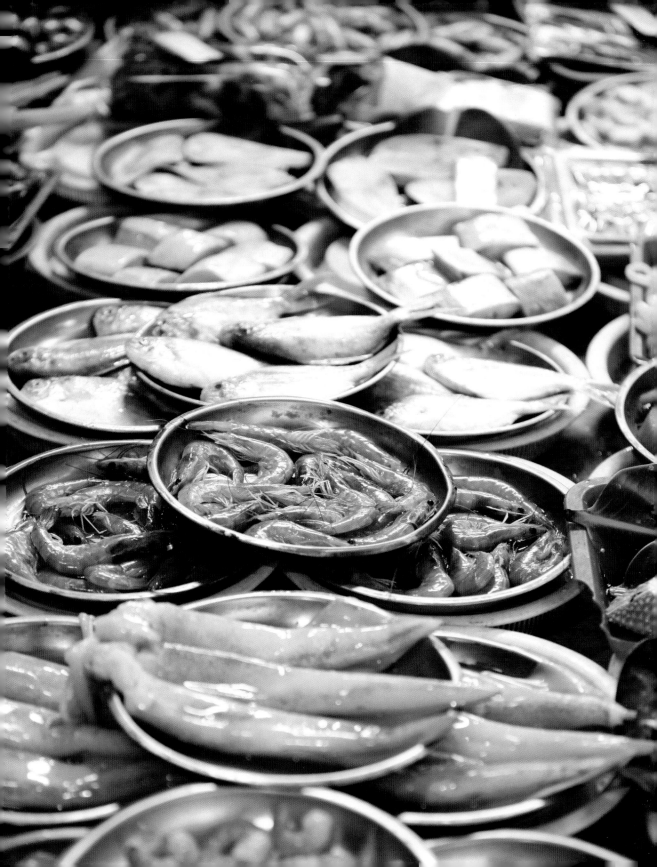

无可取代的天然营养这样吃

民以食为天，饮食是人类维持生命及生长发育很重要的一环。双项诺贝尔奖得主、细胞分子矫正之父——莱纳斯·鲍林博士，生平致力于研究营养生化医学，他认为人体正常细胞经常缺乏某一种或数种营养素时，身体就容易患病。例如：缺乏维生素 A 易导致干眼症，缺乏不饱和脂肪酸易发生心血管疾病，缺乏蛋白质易造成消瘦症等。台湾光复之初，经济萧条、食物匮乏，居民普遍营养不良。20 世纪 60 年代，台湾经济起飞，饮食逐渐西化，居民摄取过多热量、油脂与动物性蛋白质食物导致营养失衡，肥胖、代谢症候群、慢性疾病甚至是癌症找上身。这显示出健康均衡饮食与疾病预防之间的关联。

2011 年，台湾"行政院卫生署"修订了新版"每日饮食指南"，推广预防医学的概念，强调健康均衡饮食、少油少盐少糖、多喝水、多运动、维持热量平衡以控制理想体重等重要概念。建议均衡摄取六大类食物，包括：全谷根茎类、豆鱼肉蛋类、低脂乳品类、水果类、蔬菜类、油脂与坚果种子类。强调每日全谷类须至少占主食的 1/3 以上；挑选蛋白质食物时，优先选择含植物性油脂与纤维素高的黄豆及其制品，而将含动物性脂肪的肉类放在后面；乳品类则以低脂或脱脂牛奶为优先选择；每日摄取 1 份坚果种子类；提倡"蔬果 579"，鼓励"彩虹饮食"以增加植化素的摄取。

本书列出的食材热量以及五大营养素重量比，整理自"卫生福利部食品药物管理署"2013 年 4 月 25 日更新发布的"台湾食品营养成分资料库"。食品中的热量则依食材每 100 克可食部分中蛋白质、脂肪、碳水化合物（需扣除膳食纤维含量）及膳食纤维的含量分别乘以其个别的热量系数而得，即蛋白质、脂肪及碳水化合物的热量系数分别是 4.00、8.92、3.97 大卡／克，膳食纤维则以热量系数 2.00 大卡／克计算。将"台湾食品营养成分资料库"中粗蛋白、粗脂肪含量汇总后以食材的蛋白质、脂肪含量来表示，食材中的碳水化合物含量则是以 100 克扣除 100 克中可食部分的粗蛋白、粗脂肪、水分及灰分等含量计算而得。资料库所列出的矿物质与维生素含量为食材 100 克可食部分中所含的绝对量，并未考虑各元素的生物体可利用率。

　　我们应该怎么吃才健康？这是许多人关心的问题。身体所需的营养素来自各类食物，因其提供的营养素不尽相同，所以各大类食物是无法相互取代的。食材不在于吃得"贵重"，而是"重于"营养均衡与食材色彩丰富多样化。养成正确均衡的饮食习惯，建立良好生活形态，多做运动，快乐地吃出自己的健康吧！

台湾"三军总医院"营养师／周筱胤

图书在版编目(CIP)数据

买菜学堂,开课了! / 董淑芬著 . —北京:华夏出版社,2016.4
ISBN 978-7-5080-8576-0

Ⅰ.①买… Ⅱ.①董… Ⅲ.①饮食营养学－基本知识 Ⅳ.① R155.1

中国版本图书馆 CIP 数据核字 (2015) 第 204528 号

买菜学堂,开课了!

作　　者 董淑芬
责任编辑 尾尾鱼　有棠
美术设计 殷丽云
责任印制 刘　洋
出版发行 华夏出版社
经　　销 新华书店
印　　刷 北京华宇信诺印刷有限公司
装　　订 三河市少明印务有限公司
版　　次 2016 年 4 月北京第 1 版
　　　　　2016 年 4 月北京第 1 次印刷
开　　本 880×1230 1/20 开
印　　张 9.6
字　　数 74 千字
定　　价 49.80 元

华夏出版社 网址:www.hxph.com.cn 地址: 北京市东直门外香河园北里4号 邮编: 100028
若发现本版图书有印装质量问题,请与我社营销中心联系调换。电话: (010)64663331(转)

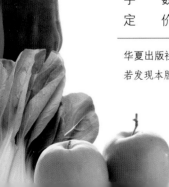

闲时光…

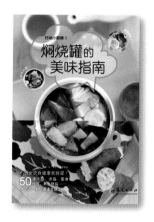

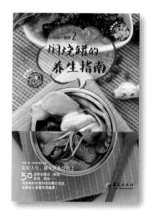

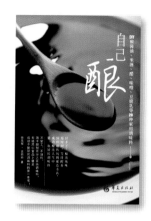

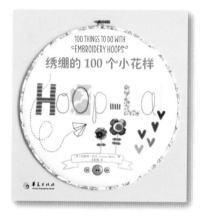

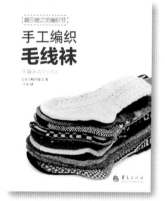

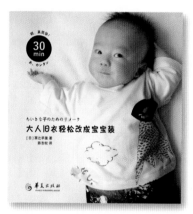

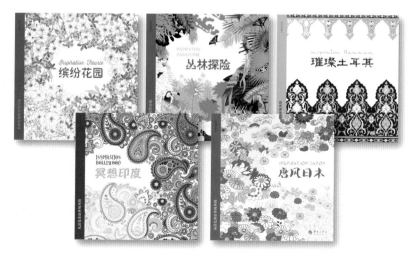

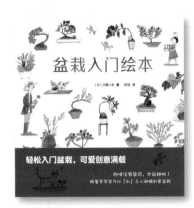

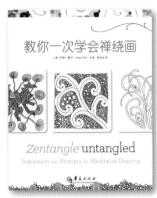

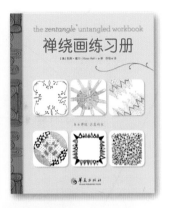

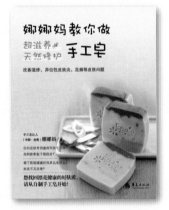

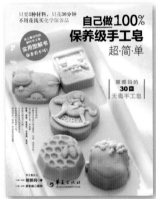

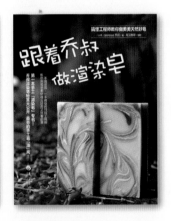

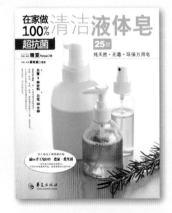

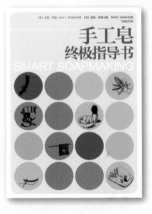